HYGIÈNE

PHILOSOPHIQUE.

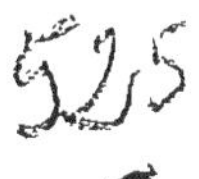

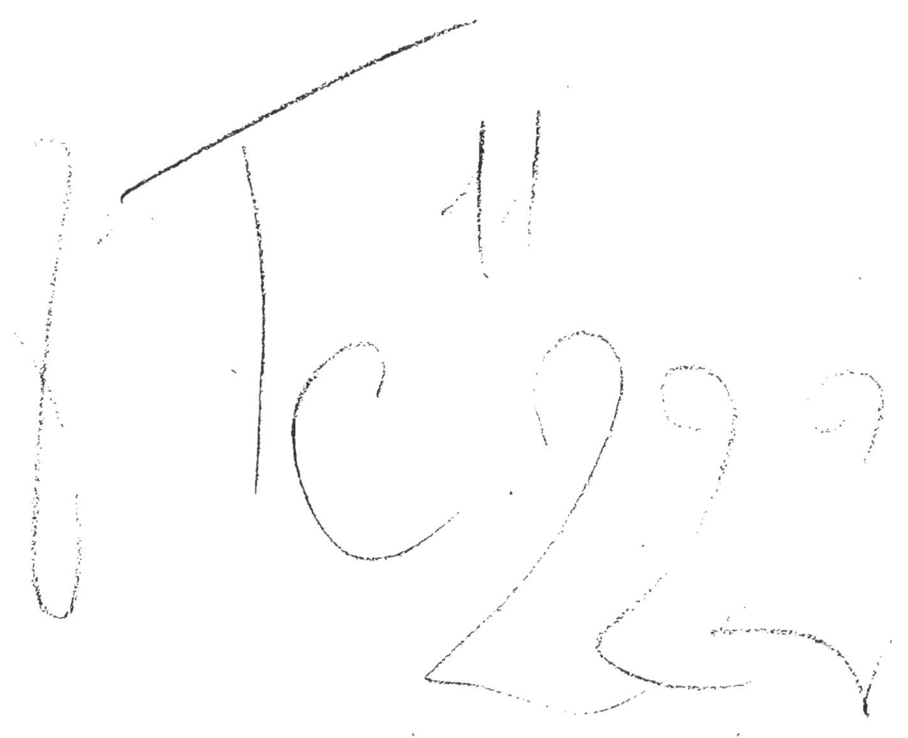

Ouvrages du même auteur qui se trouvent chez le même libraire.

DE LA PUISSANCE VITALE, considérée dans ses fonctions physiologiques chez l'homme et tous les êtres organisés, 1 vol. in-8° . . . . 7 fr.

HISTOIRE NATURELLE DU GENRE HUMAIN, nouvelle édition, augmentée et entièrement refondue, avec fig. color., 3 vol. in-8°. 22

DE LA FEMME, sous ses rapports physique, moral et littéraire, seconde édition, 1 vol. in-8°. 7

Autres ouvrages du même auteur.

HISTOIRE DES MOEURS ET DE L'INSTINCT DES ANIMAUX, avec des distributions naturelles et méthodiques, 2 vol. in-8°; chez Déterville et Crochard, libraires. 12

TRAITÉ DE PHARMACIE, THÉORIQUE ET PRATIQUE, 2 vol. in-8°, troisième édition 15

HISTOIRE NATURELLE DES MÉDICAMENTS, DES ALIMENTS ET DES POISONS, tirés des trois règnes de la nature, 1 vol. in-8°. . 6

IMPRIMERIE D'HIPPOLYTE TILLIARD,
RUE DE LA HARPE, N° 78.

HYGIÈNE

PHILOSOPHIQUE,

OU

DE LA SANTÉ

DANS LE RÉGIME PHYSIQUE, MORAL ET POLITIQUE

DE LA CIVILISATION MODERNE.

PAR J.-J. VIREY,

Docteur en médecine de la Faculté de Paris, membre titulaire de l'Académie royale de médecine, de l'Académie impériale des Curieux de la nature ; ancien Professeur d'histoire naturelle à l'Athénée royal de Paris, Associé des Sociétés de médecine de Lyon, de Bordeaux, de l'Académie de Rouen, linnéenne du Calvados, des Sciences et Arts de Mâcon ; membre et Correspondant de plusieurs autres Académies ou Sociétés savantes de médecine, pharmacie, etc., françaises et étrangères, etc.

Per varios casus, per tot discrimina rerum
Tendimus in Latium, sedes ubi fata quietas
Ostendunt : illic fas regna resurgere Trojæ.
Durate, et vosmet rebus servate secundis.

VIRG., *Æneid.*, liv. I.

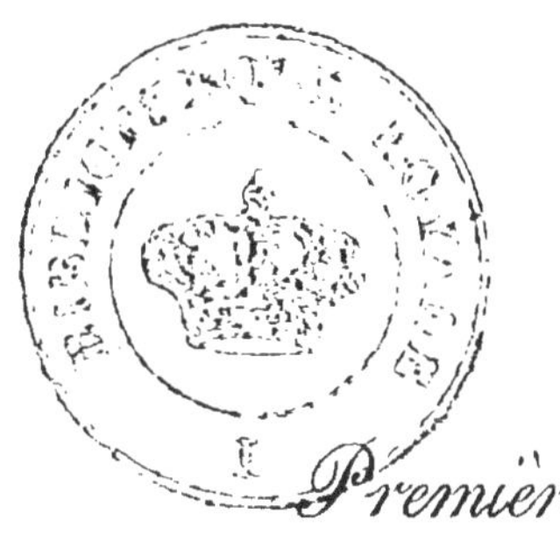

Première Partie.

Paris,

CHEZ CROCHARD, LIBRAIRE,

RUE DE SORBONNE, N° 3, ET CLOÎTRE SAINT-BENOÎT, N° 16.

1828.

INTRODUCTION.

Être ou n'être pas, la question est là.

SHAKESPEAR.

La nature, dans son cours régulier, nous avait créés sains, comme tous les autres êtres, et rendus capables de poursuivre sur ce globe une longue carrière d'activité et de bonheur. Nulle autre espèce ne naquit entourée de plus nobles bienfaits, d'une prédilection plus maternelle que la nôtre, puisque le monde entier devient son domaine et son magnifique héritage. Pourquoi donc est-elle la plus maladive et la plus corruptible? Pourquoi lui faut-il tant de médecins et tant de science pour se bien porter? Dominatrice de tout, conquérante de tout, la voilà qui succombe à ses propres excès; misérable dans sa félicité même, pour avoir tout envahi sans avoir su se connaître et se régler elle-même. Tel s'exténue volontairement dans de rigoureuses abstinences, lorsqu'un autre périt foudroyé par l'abus des délices; tous deux également cruels à eux-mêmes, ils ne savent point la vie; ils n'ont jamais compris notre destinée et le don céleste du créateur.

Les brutes, dotées d'un instinct qui les gouverne dans tous leurs actes, subsistent conformément à leur constitution, et parcourent avec ordre et harmonie les phases de leur existence, lorsque rien d'étranger ne les force à dévier de cette loi de Dieu même. Mais puisque notre race (unique en cela sur la terre) devient sans cesse infidèle aux inspirations obscures de ses instincts, et même au frein de sa raison qui doit en tenir lieu, il nous faut donc apprendre à nous diriger dans les sentiers du monde.

D'ailleurs, la route des animaux est uniforme et simple, tandis que mille variétés de climats, de nourritures, de situations sociales et politiques, égarent les destinées de la créature humaine, cosmopolite et omnivore. Ces reploiements multipliés en tous sens auxquels doivent se soumettre nos complexions, les empêchent de s'élancer avec toute la sève et la véhémence qu'elles avaient reçues dans leur origine ; aussi l'homme devient, de tous les êtres, le plus modifiable, le plus exposé à périr.

Parmi le dédale de tant de transitions et de diversités au travers desquelles il nous faut franchir la vie, quels sont les principes capables de nous guider? Examinons donc ici les vraies bases de notre *santé*, qui procurent aussi la *beauté* et la *bonté* de notre espèce.

Principes d'une hygiène philosophique[1], *relative à la race humaine.*

Par la constitution des éléments de notre planète, et leur équilibre nécessaire, relativement au grand système du monde, chaque créature, dans son organisation normale, doit, en naissant à la lumière, posséder d'elle-même tout ce qui est indispensable pour remplir complétement sa mesure de santé, de bien-être et de durée accordée à son espèce, d'après sa structure. Toutefois, c'est à condition de n'en pas transgresser les lois, puisque l'ordre éternel veut que la nature abandonne quiconque s'écarte d'elle.

[1] La philosophie d'une science est, comme on sait, le code des axiômes ou des principes fondamentaux qui la constituent. L'hygiène, objet d'une multitude presque infinie d'écrits, n'avait guère été étudiée encore dans ses plus hautes généralités : sans doute c'était à cause de l'imperfection des connaissances naturelles et de l'*anthropologie*, jusqu'à nos derniers temps ; les vraies bases de la science n'étaient pas assez manifestées : on l'avait entachée de futilités.

De plus, l'appréciation de nos premières facultés ayant subi d'étonnantes vicissitudes, était restée aussi vacillante qu'incertaine. Il en était résulté, chez la plupart des physiologistes modernes, que la philosophie s'attachant au seul organisme *charnel*, tombait dans un grossier matérialisme ; elle n'admettait plus que le sensualisme pour règle de l'existence ; une plus noble carrière s'est maintenant dévoilée à l'intelligence humaine. Notre nature, mieux comprise, rend plus complète l'harmonie de toutes nos fonctions physiques et morales ; elle déploie désormais dans toute leur grandeur les brillantes destinées sociales de notre race sur la terre.

Aussi la plante, suivant sa destination régulière, ne peut prospérer que sur un terrain convenable et d'après le degré d'élévation du sol, la latitude ou le climat, l'exposition, etc., originairement dévolus à son habitation. Les animaux, soit terrestres, soit aquatiques, doivent également subsister dans des contrées et sous les températures auxquelles ils furent appropriés. Tous se renferment dans le genre de nourriture qui leur fut départi (à l'exclusion d'autres substances qui, relativement à eux, deviennent ou des poisons, ou des éléments inertes); c'est ainsi qu'ils existent sainement et accomplissent les fonctions qui leur sont confiées dans la république universelle. Mais quoique jouissant de la plénitude de leurs forces dans toute l'intégrité du bien-être, la plupart n'achèvent que rarement leurs périodes naturelles, puisque les végétaux deviennent la pâture des animaux, et parmi ceux-ci le plus grand nombre ne subsiste qu'en s'entredévorant. La nature n'avait donc pas pour but de leur attribuer une carrière absolue et complète; ce sont pour elle des intermédiaires ou des instruments pour de plus nobles créatures; ils ne s'appartiennent pas.

Dans la formation des êtres, la nature procède ainsi par degrés ascendants; elle sacrifie des myriades de végétaux pour alimenter les animaux, et des myriades d'espèces inférieures, pour multiplier des races supérieures, comme celles-ci naissent pour l'avantage ou l'utilité de l'homme. Celui-ci donc apparut au dernier acte d'élaboration des organismes et au centre des pouvoirs les plus actifs, comme la production la plus accomplie, la plus sensible ou nerveuse, la plus intelligente, parce que nous étions réservés pour la domination et la souveraineté de ce globe : seuls, nous sommes nés pour nous-mêmes.

Sorti, à tous égards, de ces rangs subordonnés, l'homme s'éleva le maître de toutes les générations inférieures, se nourrissant à son gré de tout aliment, et ne servant point de pâture à son tour. Sa vie, déployée en sécurité, peut être portée jusqu'à l'extrême vieillesse, ou ne succombe que par la caducité de ses organes. Il plie les animaux et les plantes à ses usages domestiques, il les propage ou les immole à ses besoins. Sa santé, son bien-être sont fondés sur les services qu'il réclame des autres créatures ; tyran des êtres, il ne subsiste que par leur massacre.

Mais la complication même des éléments de notre organisation la rendant, de toutes, la plus modifiable, la plus exposée à des dérangements, et à périr ainsi avant le terme de sa durée, l'absence ou le silence des instincts conservateurs exige la recherche des lois spéciales de l'hygiène. Il nous faut un art, à défaut de nature ; ou plutôt à cause de notre nature multiple, il y a pour elle seule une *Biotechnie anthropologique*.

Qui peut dire, en effet, que les mêmes précautions conviennent au Sibérien, sur les rives glaciales de la Léna et du Jéniseik, et au Mandingue, au foulah nègre, parmi les sables brûlants qu'arrose le Zaïre où le Joliba? La population humaine se multiplie davantage dans les zones tempérées plus prospères, où mille combinaisons politiques exercent une puissante influence sur nos complexions originelles. L'homme est trop flexible, trop ductile pour n'avoir qu'une seule loi, à la manière des brutes; son instabilité de nature réclame donc une science nécessaire, d'autant mieux que l'existence sera plus factice ou plus artificielle.

Car, quelle est la véritable vie la mieux appropriée à notre race? Est-ce l'état sauvage, ou la barbarie isolée parmi ses forêts, selon plusieurs auteurs, ou bien l'aggrégation civilisée d'après d'autres philosophes? Et si l'on consulte nos situations sociales si opposées suivant les diverses nations de ce globe, et les régions, d'après les qualités de chaque territoire, d'après leurs productions alimentaires, quels peuples jouissent le mieux des bienfaits d'une longue existence, de la santé, de la vigueur, de la félicité conforme à notre constitution primordiale? Comment ces biens pourraient-ils nous être acquis, ou quels obstacles s'y opposent dans notre régime de nourriture, dans nos habitudes, nos rites religieux, nos dogmes politiques? Pourquoi voit-on les contrées les plus fertiles de l'univers, dans l'Orient et l'Asie-Mineure, et jusque dans le midi de notre Europe, aujourd'hui si dépeuplées? Pourquoi des terres stériles ou glacées, soit d'Europe, soit de l'Amérique septentrionale, multiplient-elles au contraire, l'espèce humaine avec tant de largesse, qu'il en sort des essaims d'émigrants, des colonies de prolétaires industrieux qui s'écoulent, de leurs âpres montagnes, parmi les plaines chaudes, les vallées plantureuses des régions plus fécondes? La population naît donc plutôt encore en harmonie avec l'indépendance ou la sécurité des gouvernements protecteurs de la liberté et de l'industrie, qu'à proportion de la fertilité, de l'abondance d'un sol pressuré par une autocratie tyrannique, ou frappé par la verge de l'arbitraire et des religions oppressives. La liberté féconde la vie, autant que l'esclavage éteint son énergie et sa chaleur. Toutes choses égales, les peuples courbés sous de mauvaises lois tombent dans le marasme, subissent le plus de maladies; on les voit décimés par de funestes endémies, ou moissonnés par de cruelles contagions. Trop souvent l'opulence d'un territoire y multiplie en même temps ces germes d'infortune et de dépopulation, l'incurie de la servitude, l'esprit monacal, la dépravation des mœurs ou la polygamie, avec les rites abrutissants des superstitions, les terreurs énervantes du despotisme. Au contraire, c'est entre les rochers incultes, c'est sur une terre marâtre que le génie humain s'évertue par les plus industrieux efforts, et que des lois équitables savent réparer les rigueurs de la nature : tant notre race semble être incapable de supporter de grands maux, comme de jouir de tous les biens à la fois!

Nous sommes bien éloignés, sans doute, de négliger l'influence des climats, des saisons et des autres actions de l'univers extérieur sur le corps humain. De tout temps, leur étude devint le principal fondement de l'hygiène, avec la science des aliments; elles sont tout, pour la vie des animaux. Leurs puissantes empreintes sur la masse des peuples est incontestable, et c'est en vain que Hume, avec d'autres philosophes, ont prétendu réfuter ou renverser cette importante vérité, si bien constatée par Hippocrate, Jean Bodin et Montesquieu.

Cependant on n'a pas fait une distinction bien nécessaire pour déterminer la limite d'action de ces influences, pour tracer le sillon où elles s'arrêtent, où elles commencent à être combattues, détruites par l'action de l'état social ou politique, c'est-à-dire des gouvernements et des religions.

En effet, considéré abstractivement des institutions qui en font un être tout artificiel, l'homme abandonné à lui seul ne serait qu'une créature naturelle, comme les simples animaux. Il accepte dans toute sa nudité originelle, sa naïve spontanéité, les impressions vives et profondes de cette nature universelle, de l'air, des eaux, des territoires, comme des nourritures inapprêtées que lui offre sa contrée; sa vie entière devient le produit de ce globe qui lui donna la naissance. Son hygiène primitive est donc entièrement fondée sur la science des propriétés et des forces générales qui l'enveloppent.

Combien l'homme social est différent! A peine il sort du sein maternel, qu'on le prépare à subir déjà les langes de la vie civilisée. Bientôt ses nourritures, ses boissons, ne sont plus celles que présente la simple nature : elles sont transformées par les apprêts de la coction, des fermentations, des assaisonnements. L'usage du feu, le besoin des vêtements, des habitations chaudes, bien encloses; l'habitude de respirer un air renfermé dans des appartements, au sein des villes populeuses, surtout loin de la végétation et de la fraîcheur des campagnes; enfin les disciplines de l'éducation et des longues études, l'application aux travaux des arts et des diverses conditions de la société, suivant les régimes institués par les lois civiles et religieuses, tout a presque entièrement *dénaturé* notre race, dans nos états politiques les plus perfectionnés. Loin de s'endurcir à supporter les révolutions des saisons et des climats, chacun aspire à se soustraire à leurs influences : la vie est devenue tout artificielle, principalement chez les familles les plus élevées par leur fortune ou leur rang, au milieu des biens et des maux de l'opulence.

Dès lors les actes du régime social obtenant la prépondérance, ils modifient plus nos fonctions que les pouvoirs généraux de la nature; l'hygiène repose sur d'autres bases; considérant désormais l'action de l'homme sur l'homme, son étude doit surtout se porter sur la civilisation, puisque la multiplication et la mortalité dans notre espèce se balance, comme le démontre la statistique, en raison des progrès ou des rétrogradations de notre sphère sociale.

Ainsi les nations fleurissent ou tombent en décadence, d'après les diverses situations de l'agriculture, du commerce, de l'industrie, des lumières ou des arts, favorisées ou entravées qu'elles sont par les lois et l'administration. Toutes ces causes font accroître ou dépérir les masses des peuples, bien autrement que les circonstances transitoires des températures, des saisons, etc., dont les influences ne sont plus alors que subordonnées aux précédentes.

D'ailleurs, les travaux de la sociabilité remuant le sol, assainissant les climats, les purgent des races d'animaux féroces, donnent un libre cours aux eaux stagnantes, en desséchant les marécages, en essartant les broussailles et défrichant les bois, en traçant des sillons fertiles là où s'étendaient des lacs infects ou des fondrières abruptes, des torrents fangeux. Ainsi, par la réunion des bras et les efforts des hommes, des canaux utiles ont rendu cultivables et florissants ces territoires jadis inhabitables de la Hollande, des lagunes de l'Adriatique, du Delta de l'Egypte. Ainsi les solitudes américaines devenues des campagnes labourées, voient s'élever des villes commerçantes et industrieuses; l'Europe, jadis sauvage, voit aujourd'hui dans ses plaines fructifier les végétaux précieux des deux Mondes; elle se peuple d'animaux domestiques apportés des extrémités de l'Univers pour l'avantage de nos sociétés policées. Qui pourrait méconnaître ces changements prodigieux opérés par la civilisation, lorsqu'aux mêmes lieux où quelques anthropophages scalpaient les chevelures de leurs ennemis, parmi les *swamps* ou marais, et d'impénétrables forêts, grandissent maintenant les Etats-Unis de l'Amérique septentrionale? Qu'étaient jadis les Gaules, la froide Germanie, avec leurs druides et leurs barbares idoles, espèces d'ogres sacrés sous l'obs=

curité des chênes de la forêt Hercynie, en compa=raison de ce qu'elles sont devenues? Leurs climats n'ont-ils pas été modifiés essentiellement, ainsi que leurs peuples, par les défrichements, les cultures des terres et la floraison de la vie sociale?

Si l'on veut d'autres exemples de ces influences politiques, Rome moderne présente-t-elle les mêmes caractères physiques et moraux dans ses habitants, que Rome ancienne avec ses institutions républicaines? La capitale des Constantin, sous la croix grecque du Bas-Empire, donnait-elle de pareils genres de maladies et de santé que l'Is=tamboul actuel, sous le croissant ottoman? Les Arabes, les Tartares étant toujours restés égale=ment nomades dans leurs solitudes éternelles, ont dû conserver de semblables tempéraments [1], avec le même régime politique et leurs habi=tudes, mais l'Egypte n'est plus si saine, si peu=plée, si heureuse sous l'oppression des Mamme=luks, ou l'incurie des beys, ou l'exaction des pachas, que sous le sceptre antique des Pharaons de Thèbes, et des Schoëns de Memphis.

En effet, tel régime de gouvernement, tel culte religieux exaltant ou déprimant diversement nos facultés corporelles et intellectuelles, déploient plus ou moins les actes de la vitalité, excitent ou

[1] Pareillement, la Chine, qui n'a point changé depuis quarante siècles, est restée toujours dans un moule semblable ou stationnaire.

ralentissent le rhythme de nos organes, indépendamment des circonstances physiques. Ces coutumes, ces mœurs créées par des lois, engendrant des institutions, soit monarchiques, soit républicaines ou mixtes, soit des hiérarchies théocratiques ou féodales, etc., méritent d'être étudiées par rapport à leur influence sur la santé, le mode d'existence des individus de chaque caste qui s'y trouvent soumis. Toutefois cette doctrine neuve encore, ne peut être complétée que par un long enchaînement d'observations recueillies en différents lieux, comme en plusieurs périodes séculaires, pour en comparer les résultats. La statistique sanitaire des nations à peine éclose, n'offre encore que des points de vue principaux, qui se dessinent plus ou moins manifestement.

Ces objets importants d'hygiène sociale étant plus évidents par leur intensité sur de grandes masses de peuples que dans l'individualité humaine, ce n'est guère que parmi les états les plus perfectionnés de l'Europe moderne, qu'on en peut bien constater les résultats, entre les diverses classes de la société.

Cette science ne pouvait pas être exploitée par les anciens, qui manquaient d'observations et de faits vérifiés au milieu de l'imperfection de leur civilisation. On commence à ne plus dédaigner l'appréciation des puissances morales, des législations et des cultes; l'hygiène intellectuelle entre aujourd'hui comme élément nécessaire pour évaluer les moyens de l'existence des nations.

De plus, le genre humain ne s'exerce pas toujours dans les mêmes formes de ses institutions sur la terre. Il déploie, avec le progrès des siècles, de nouvelles situations de vie, et plusieurs modifications de biens et de maux, ou même des affections morbides inconnues à l'antiquité. Il est certain que nous ne subsistons point aujourd'hui de la même manière qu'au moyen âge, et non pas même comme se gouvernaient nos pères. D'après toutes les probabilités de cette progression, sans cesse croissante, notre postérité en quelque sorte refondue ou transmuée par d'autres révolutions dans ses habitudes, ses nourritures, ses positions sociales, subsistera encore autrement que nous, par les chances inévitables des découvertes qu'amènent le temps, et les lumières d'une civilisation plus perfectionnée.

Car si notre race constitue ce grand corps anthropologique dont la vie est successive à la manière des individus, le sauvage ne représente que l'enfance de notre espèce, pourquoi ne parcourrait-elle pas ensuite ses périodes de jeunesse, de maturité, de vieillesse même, pour renaître avec d'autres séries de perfectionnement et de bonheur? A-t-on saisi toutes les nuances de santé, de bien-être, et les maladies qu'amènent les divers états d'élaboration civile et politique des peuples, soit dans le développement de leurs industries agricoles, manufacturières, commerciales, soit dans leurs cultures intellectuelles, ou sous les constitutions d'esclavage et de liberté, ou sous la loi de l'Evangile, celle du Coran, ou du Chou-King? Puisque le monde aspire sans relâche à produire de nouveaux êtres, pourquoi n'apporterait-il pas sur ce globe d'autres combinaisons d'événements; lorsque nous voyons le genre humain grandir, s'étendre et faire éclore dans sa floraison les fruits des sciences ignorées des premiers âges de notre espèce? Tout ce qui est possible a-t-il eu lieu, et la nature serait-elle épuisée, en passant à travers la profondeur des siècles écoulés? Non, sans doute, car les progrès contemporains attestent une sève toujours ascendante du grand arbre de la vie.

En outre, les opinions générales dont l'influence est si active, sont-elles à dédaigner sur nos actes organiques? Et, par exemple, la philosophie épicurienne et la stoïcienne, ou toute autre, suivant qu'elles germent dans les sociétés, y restent-elles indifférentes à la santé, à la vigueur, à l'énergie vitale? Ne sommes-nous pas tous, les uns par rapport aux autres, de perpétuelles expériences, et l'histoire du genre humain n'offre-t-elle pas des annales précieuses à consulter dans la longue chaîne des âges?

Certes, il ne s'agit plus ici d'apprécier seulement les propriétés de telle nourriture, les qualités de tel genre de vêtements, suivant les saisons, ni l'ordre particulier de nos sécrétions et excrétions. Que l'on s'attache moins aux pratiques minutieuses, et à de superstitieuses évaluations des substances physiques agissant sur notre organisme. Ce qu'il importe surtout c'est de comprendre les lois de santé du grand corps dont nous ne sommes que des fractions; nous subsistons de sa vie, tout comme les empires qui se dissolvent, deviennent des causes de putréfaction pour ainsi dire, ou la ruine de la vigueur de leurs sujets. Il y a dans les nations comme chez les individus, des époques inflammatoires et des stases d'atonie. Les législateurs moulent les hommes dans les coutumes sociales qu'ils ont créées, tantôt salutaires et utiles pour leur climat, tantôt fatales ou pernicieuses à certaines fonctions organiques. Ainsi Mahomet a comprimé sous le dogme de la fatalité le cerveau humain; le vrai lettré chinois doit se conformer à la morale de Confucius, revêtir son tempérament avec ses habitudes physiques, comme le Spartiate se modelait sur le patron de Lycurgue, et l'ancien Franc devait représenter la complexion des Sicambres de Clovis; il entrait dans l'antique caractère des Ro=

mains, plus du brigand Romulus, que du dévot Numa [1].

L'art de la santé des peuples est donc aussi entre les mains des législateurs et des rois. C'est aux grands princes à multiplier les populations, en entretenant un équilibre pondérateur de la société, par des lois protectrices de la vertu, de la morale, soit par une éducation physique conforme à notre nature, soit en fondant la salubrité publique sur la propreté, la vitalité nationale, sur la proportion des fortunes, soit en écartant l'extrême corruption du luxe et l'extrême misère correspondante, par des réglements somptuaires, soit en réprimant les vices, les honteux débordements de la débauche, le libertinage qui conduit à l'indigence et aux tentatives criminelles; soit en renversant les superstitions ou les préjugés barbares; enfin à l'aide de précautions sanitaires contre les ravages des épidémies, les typhus, la variole, etc. Par une sage prévoyance contre les disettes, les maladies engendrées des mauvaises nourritures, occasionées par les terreurs et les désespoirs dans les guerres, ou la licence de l'anarchie et l'oppression du despotisme, on voit les nations s'accroître au milieu des fêtes et du bonheur de leur patrie. La vie, devenue plus facile par le déploiement des arts de la civilisation, loin des fureurs meurtrières des

[1] Suivant l'ancien adage, *Regis ad exemplar totus componitur orbis*.

conquêtes, ouvre, pour ainsi dire, la fontaine de fécondité à notre espèce. Les infortunes sont consolées, la chasteté, les bonnes mœurs, soutiens de la vigueur organique, centuplent les générations; l'esprit laborieux et patriotique exalte l'énergie physique et morale, suscite l'amour de la gloire, l'activité des fonctions, le développement de l'intelligence et de l'industrie. Les sociétés se policent, avec l'élégance des beaux-arts; les agréments de l'existence se propagent en tous lieux, et bientôt des essaims de peuples couvrent, embellissent de leurs cultures, de leurs cités, de monuments immortels, cette terre que la Providence avait attribuée en héritage à la race humaine.

Quelle preuve plus évidente veut-on des bienfaits de la civilisation pour la santé, la force, la longévité, la fécondité des hommes, que la comparaison entre le monde antique et le monde moderne? N'est-il pas manifeste que partout leur multitude prospère, fructifie à proportion que la sociabilité augmente, tandis que la dépopulation et la ruine, avec les maladies, les contagions, les pestes dévastent les contrées où s'apesantit l'arbitraire de la tyrannie? Voyez ces régions fertiles de l'Orient, de la Syrie, de la Mésopotamie, de l'Egypte, des côtes de l'Afrique septentrionale, jadis si populeuses : là resplendissaient de magnifiques empires, Carthage, Tyr et Sidon, reines de la mer ; plus loin, Thèbes aux cent portes, Memphis, Héliopolis, sous le sceptre des Ptolomées; ailleurs, la superbe Babylone était assise sur les rives opulentes de l'Euphrate; Ninive et Suse, Ecbatane, Séleucie, Antioche, Ephèse, Damas, et Palmyre et Cyrène, avec tant d'autres merveilles, sont aujourd'hui transformées en déserts arides et mélancoliques; l'Éthiopie, la Libye, la Mauritanie, la Numidie, étaient remplies de nations. Carthage seule dénombrait avec orgueil sept cent mille habitants, et son territoire comprenait trois cents cités; l'Egypte des Pharaons renfermait vingt mille villes, selon Hérodote; la Perse, sous Xercès, levait cinq millions de soldats, tarissant les fleuves sur leur passage, pour envahir la Grèce; la péninsule ibérique seule regorgeait de quarante millions d'hommes. Que sont devenus ces prodigieux empires? Pourquoi ces solitudes vastes et ces tristes débris couverts de mousse aux lieux où s'élevaient les colonnades des temples et des palais des rois? La terre jadis si féconde n'y peut-elle servir maintenant que de catacombes et de tombeaux? C'est que la civilisation ou les lois qui favorisaient la culture, qui garantissaient les propriétés, l'industrie, le commerce, le libre déploiement de l'opulence, ont été ensevelies sous la férocité des conquêtes de Rome, et la barbarie musulmane.

Au contraire, qu'étaient jadis les Gaules, la Germanie, le nord glacé de notre Europe, hérissés de forêts, de bruyères, de landes arides, entrecoupés de lacs, de marécages, de fondrières, où erraient à l'aventure quelques peuplades rares, sauvages, à peu près comme celles du Canada, dans l'Amérique septentrionale, ces Cimbres, ces Teutons, ces Gètes, ces Sarmates, ces Goths, ces Huns, ces Scythes, tels que l'attestent les historiens de l'antiquité ! Eh bien, l'Europe, par les secours de la civilisation, s'est levée sur le globe à son tour. Le sol défriché, les propriétés divisées, fixées par l'agriculture, ont multiplié les subsistances ; l'harmonie politique, en établissant des lois, en assurant des priviléges aux sociétés civiles, en maintenant la police des cités, en assainissant les territoires, traçant des routes, perçant des canaux de communication, pour répandre en tous lieux les richesses et le commerce, favorisant le génie des découvertes, l'emploi des usines et des mécaniques manufacturières, ont bientôt donné une haute supériorité à l'Europe sur toutes les régions de la terre. Elle y envoie ses colonies ou des essaims de ses peuples ; elle y suscite les lumières et la politesse, avec ses arts, ferments industriels ; elle regorge d'hommes robustes, belliqueux, vivaces ; elle écarte de son sein les épidémies meurtrières ; elle marche aujourd'hui, maîtresse et reine du monde.

Oui, l'Européen, mieux nourri, mieux vêtu, logé, garanti des rigueurs de l'atmosphère, instruit, exercé aux travaux de la société, puissant par ses armes comme par ses sciences, subsiste plus sain, plus longuement, plus heureusement, et jouit de plus de fécondité, de liberté, de courage, d'agréments de la vie policée, qu'aucun autre habitant de notre planète.

La civilisation est donc le mode hygiénique le plus conforme, le plus salutaire à la nature humaine : vérité qui sera développée dans le cours de cet écrit.

Considérations générales sur l'hygiène anthropologique individuelle.

La plupart des hommes ne disposant que de leur propre personne, nous avons dû suivre, dans cet ouvrage, les progrès harmoniques de son existence. Sa course offre trois phases principales : 1° la *jeunesse*, époque de la croissance et de l'éducation de l'organisme ; 2° l'*âge viril*, temps d'activité ou de vigueur corporelle et mentale ; 3° le *déclin* ou la *vieillesse*, période dernière de repos et de réflexion.

Dans la jeunesse, le corps vivant surtout par ses puissances organiques, qui chaque jour augmentent, est le temps de l'*hygiène physique*.

Durant la virilité, l'homme exerce ses facultés, principalement dans l'état social : c'est la période de l'*hygiène politique*.

Lorsque le dernier âge est venu, les actes de l'organisme languissent : c'est donc l'époque des réflexions sages ou de l'*hygiène morale*.

Certes, on peut dire contre l'assertion d'Hippocrate, que *la vie naturelle est, ou peut devenir longue, et que l'art est court*, lorsqu'on le réduit à ce qu'il présente de certain [1] ; car c'est souvent un art trop long, qui raccourcit l'existence, puisque la vie humaine ne s'est nullement agrandie en proportion des progrès que la doctrine médicale se vante d'avoir fait. Nous voyons de gros livres et de petites santés : on dirait que pour cette médecine funéraire, l'essentiel soit la maladie, et non pas la guérison ; car l'on aime prodigieusement les autopsies, et au milieu de l'anarchie scientifique où nous subsistons, tel patient guéri d'après un système, eût dû en mourir, suivant l'hypothèse de ses adversaires. Que faire parmi ces mutuels assassinats (comme ils s'en accusent), si ce n'est de s'en garantir ? Ne faisons point acquérir à d'autres tant de science à nos dépens.

Evidemment, nous ne possédons qu'une seule et unique propriété, celle de la vie, ou plutôt la santé, sans laquelle l'existence ne serait qu'une longue agonie. Cette condition est le réceptacle, le *medium* de capacité pour tous les autres biens, plaisirs, richesses, honneurs ; toutes jouissances

[1] En changeant ainsi l'aphorisme : *ὁ βιος μακρος καὶ ἡ τεχνη βραχεια.*

qui ne seraient rien sans le moyen d'en profiter.

Doctrine d'égoïsme! dira-t-on : l'amour exclusif de son corps devient le lot des sociétés vieillies, valétudinaires, comme les Chinois. Les nations jeunes, plus héroïques, redoutent peu la mort et sont vivaces, énergiques ou belliqueuses, comme la race scandinave nourrie des préceptes d'Odin.

Et depuis quand n'est-il point permis de faire long-temps attendre ses héritiers? de cultiver un champ qui ne nuit à personne? Si quelqu'un a droit à une longue durée, c'est assurément l'honnête homme. Disons mieux; il doit s'aimer pour servir ses semblables, et se rendre sain, robuste, pour exercer ses facultés dans la société à laquelle il voue le tribut de son travail ou de ses talents. Afin de n'être jamais à charge aux autres, ni une ruine pour lui-même, il évite les maladies, il secoue le délabrement d'un organisme énervé par le repos; il prête un secourable appui à sa famille, à l'état qu'il sait enrichir de ses sueurs, ou défendre par sa vaillance. Protégeant l'enfance et la vieillesse, il soulage la faiblesse, éclaire, embellit son siècle, fait le bien sur cette terre. Il est encore de ces hommes dont la mort devient une calamité publique; l'innocence opprimée trouvait en eux des vengeurs; nos âges ne sont pas déshérités de ces ames généreuses capables de s'immoler au bonheur public. C'est aux seuls criminels qu'il convient d'abdiquer les soins d'une existence qu'ils ont déshonorée.

Oui, c'est le devoir du citoyen, du vertueux patriote, d'aspirer à cette énergie du corps et de l'esprit, fondement de toute grandeur, de tout bien réel en ce monde. Que l'être débile se plaise dans la langueur, qu'il croupisse avec une douloureuse impuissance, sous les infirmités amenées par ses abus ou ses excès, jamais gouvernement ferme et juste n'accueillera ce genre de vie d'hôpital, qui traîne partout à sa suite la misère, la paresse, et l'asservissement. Les anciens, dans leurs institutions politiques et leurs exercices gymnastiques, cherchaient la vigueur, la longue durée de leurs concitoyens : chez nous, de molles éducations et nos études, toutes de l'esprit, se succèdent sans égard pour la force physique ; rapidement emportés dans l'aveugle tourbillon de nos plaisirs, nous nous hâtons de dévorer la vie.

Toutefois, des sorts divers distribuent les humains en cette multitude de situations variées de fortune comme d'indigence, d'infériorité et de pouvoir, de plaisirs et de souffrances. Que deviendra chaque individu submergé, pour ainsi dire, dans ce vaste océan du monde? Doit-il, parmi les écueils et le hasard, frapper les ondes fortuites des événements, ou, sans boussole, se laisser emporter au gré des circonstances qui l'entraînent? La sagesse elle-même, n'a-t-elle pas ses limites; car s'il y a des maux salutaires, comme des biens pernicieux, telle direction de la raison peut devenir aussi périlleuse que la folie. Combien d'innocentes victimes de la vertu payèrent, à la fleur de leurs plus brillantes années, tribut à de cruelles maladies, ou même à la mort ?

C'est que la santé de nos organes matériels ne suffit pas sans celle du principe qui nous éclaire, puisqu'il est exposé lui-même à des affections mentales, comme le corps aux lésions physiques, et combien de fois n'est-on sain qu'à moitié !

Il y a plus, le jeu du moral et du physique ne peut pas, ne doit nullement rester pareil dans toutes les conditions dévolues à chaque individu. Dès l'enfance, comme parmi les nations jeunes, la nature ainsi que l'influence des agents extérieurs opèrent davantage sur les corps. Parmi les personnes avancées en âge, comme dans les vieilles sociétés politiques, c'est l'influence des habitudes qui se fait le plus sentir. Chaque atmosphère sociale exige donc un emploi proportionnel de certaines facultés aux dépens de plusieurs autres, en sorte que si nos santés doivent être aussi complètes qu'il est possible, pour subsister long-temps dans leur état normal, elles ne peuvent être aucunement pareilles. La santé des princes n'est pas dans les mêmes positions que celle de leurs sujets; elle n'est point égale, dans le jeu des fonctions d'un militaire ou d'un ecclésiastique, d'un homme de lettres et d'un fort de halle, d'un citadin et d'un simple villageois, du sauvage et de l'homme policé.

On a traité souvent de la santé et des maladies des gens du monde, des artisans, ou de plusieurs autres classes, mais ne sont-ce pas des branches émanées toutes du même tronc, lequel est la *société humaine* elle-même? Cependant on n'a point encore envisagé sous son véritable aspect cette hygiène générale, civile et politique, de laquelle toutes ces hygiènes particulières ne sont que des dépendances. On n'a commencé que depuis peu d'années à s'apercevoir combien étaient fallacieuses les meilleures règles, lorsqu'elles sont disproportionnées à l'état, au rang social de la plupart des hommes. Ainsi chaque société ayant constitué des tempéraments factices pour les individus soumis à leur influence en chaque nation, ni le citoyen de Londres n'est semblable à l'effendi de Constantinople; ni le pontife chrétien, au muphti, au mollah musulman, ni le matelot n'est dans le rhythme vital du membre du parlement britannique, ni le serf ne ressemble au palatin hongrois, etc.

Il y a donc des lois d'hygiène politique ou sociale qui n'ont été jusqu'à présent ni bien caractérisées, ni même étudiées. Ce sont ces positions anthropologiques qu'il s'agit d'évaluer dans ce qu'elles offrent de bien et de mal relativement au mode de santé, au développement du physique et du moral de notre espèce.

Nous entrons dans cette route nouvelle; mais

jusqu'à ce qu'on possède de bonnes monographies, une histoire naturelle exacte des constitutions résultantes de chaque rang principal de la société, et comparativement à d'autres nations, en séparant ce qui dépend de la différence des climats et du genre de vie, nous n'aurons pas une connaissance complète des moyens de salubrité ou d'hygiène applicables à notre espèce entière. Le globe terrestre réunit dans sa vaste enceinte mille peuples soumis à des régimes divers; chacun d'eux doit avoir, dans l'ensemble de ses institutions et de son mode de vie, des règles capables d'entretenir son harmonie sociale comme sa santé, pour accomplir ses destins en ce monde. De plus, ainsi que la greffe, élaborant les sucs des végétaux, procure des fruits plus délicieux, de même, la civilisation antique de l'Orient, transportée dans la Grèce, et qui de là, s'est entée sur les nations de l'Europe moderne, a épuré leurs facultés, exalté leur génie, en y développant essentiellement l'industrie et les lumières. Ces nouvelles forces, désormais actives et propagées en tous lieux, font fermenter les peuples; elles augmentent le libre essor des ames, électrisent les talents, suscitent une existence plus brillante et plus allumée. La vie, désormais plus intense, déploie davantage nos fonctions nerveuses; un bouillonnement rapide, une activité plus ou moins salutaire remplacent l'étroite et obscure monotonie dans laquelle restaient enfouies les anciennes nations.

Et pourquoi ne tenterions-nous pas d'élever nos pensées à des sujets d'un si haut intérêt ? d'aprofondir les sources du bonheur de notre race? Si l'on risque la contagion des maux dans la fréquentation des malades, on peut espérer, avec les bienfaits de la civilisation, une participation à son bien-être. Tout de même que la vieillesse aime se frotter, pour ainsi dire, contre une verte et gaillarde jeunesse, pour en aspirer la vivacité par tous ses pores, et reprendre un peu de ce feu électrique de la vie qui s'éteint, de même, cherchons les modèles de la société ou ces peuples riches de santé, d'énergie physique et morale; ils irradient le bien-être, le contentement, la joie autour d'eux, par cette expansion de vitalité qui exhale aussi son heureuse contagion.

Entraînés dans le char de ce siecle avec nos contemporains pour le voyage de la vie, réunion fortuite, soumise aux mêmes cahotements, tous chancelants d'une égale fatigue, les événements de notre course se montrent divers comme les accidents arrivés à nos ancêtres, et comme le seront les révolutions futures pour nos descendants qui s'avancent sur nos ornières. Apprenons-leur, du moins, quels en sont les obstacles, et qu'ils sachent, en évitant nos erreurs, ménager la seule propriété incontestable que nous prodiguons si vainement sur la terre.

DE LA SANTÉ

DANS LE RÉGIME PHYSIQUE, MORAL ET POLITIQUE

DE LA CIVILISATION MODERNE.

LIVRE PREMIER.

HYGIÈNE RELATIVE A LA NATURE DE L'HOMME.

Omnia quæ secundum naturam fiunt, sunt habenda in bonis.
CICER., de Senectute, c. 19.

Les êtres vivants constituent deux principaux empires, l'un matériel, formé des diverses légions d'*animaux* et subsistant primitivement du *règne végétal*, leur pâture originelle la plus simple ; l'autre est l'empire moral exercé sur toutes ces créatures inférieures par l'homme, unique dépositaire d'une haute intelligence, laquelle est le titre de sa supériorité et l'instrument de sa puissance.

De même que chaque espèce d'animaux, et de plantes qui lui correspondent, est appropriée à un genre de vie, et fut douée d'une organisation convenable pour remplir sa destination dans la grande république du monde, pareillement le genre humain, dont la vocation fut de régner sur ces différents empires, devait être constitué ministre de la nature, et cosmopolite, omnivore, capable de se modifier à tous les emplois auxquels il est appelé pour établir l'ordre et l'harmonie sur notre sphère.

Ainsi notre race, par les nombreux rameaux de ses familles, a couvert les continents qu'elle se partage et sur lesquels elle étend son sceptre. Mais, différents de tous les autres êtres, les hommes ont dû, suivant les lieux, les circonstances des climats, des saisons et les productions de chaque contrée, déployer volontairement diverses facultés, se créer, par leur génie, des usages ou des habitudes indispensables à leur conservation, dans les différents royaumes de la terre.

Le concours des siècles a permis encore à la plupart des nations de se constituer en des états de sociabilité plus ou moins perfectionnés et proportionnés à chaque genre de territoire, comme aux autres conjonctures qu'amènent les âges et les événements politiques, en sorte que les individus se trouvent distribués, de même que les peuples, à divers degrés de l'échelle sociale, soit qu'ils s'y élèvent, soit qu'ils la descendent.

Passagères ou stationnaires, ces conditions ne pouvant devenir immuables dans l'instabilité universelle, modifient les caractères physiques et moraux, ou la physionomie des nations. Elles altèrent plus ou moins profondément leurs facultés organiques, de même que la santé des individus soumis à leurs influences. La race humaine mérite donc d'être observée sous toutes les situations politiques accidentelles où elle se rencontre dans le cours inévitable des temps, comme en différens lieux, par rapport à sa santé, à ses nourritures, à sa longévité et à ses maladies.

Semblable dans la succession de ses métamorphoses, depuis l'état sauvage, jusqu'à notre civilisation moderne, aux innombrables incarnations des divinités de l'Inde, notre race a revêtu des formes spéciales qui, toutes, offrent leur vie propre et leurs révolutions de biens et de maux à travers les siècles.

Soit qu'une destinée fatale nous poursuive, soit plutôt qu'une Providence veille sur les développements de l'espèce humaine, l'individu reçoit durant les périodes de son existence, les impulsions perpétuelles du climat, des aliments, des saisons, et celles non moins prépondérantes des systèmes politiques et religieux, par lesquels il est régi. Notre organisation si nerveuse, s'affecte vivement de tout ce qui l'enveloppe et la frappe. Ainsi nos corps étant des combinaisons harmoniques de plusieurs appareils en équilibre, ceux-ci ne subsistent jamais dans la stabilité. Chaque condition sociale, chaque régime, chaque habitude, tel ou tel mode de gouvernement, d'opinion religieuse, secoue, creuse même profondément le moral comme le physique des constitutions humaines, tandis que celles des brutes y restent étrangères. Bientôt telle fonction exaltée ou déprimée, tel organe devenu plus ou moins actif, sensible, ou dévié dans ses opérations, altère, modifie l'encéphale et la constitution générale. De là cette prodigieuse disparité de tempéraments, parmi nos combinaisons politiques si diversifiées, tandis que, chez la plupart des peuples privés d'institutions civiles, les formes du corps et de l'intelligence restent plus simples et presque réduites à l'unité animale.

En effet, le système nerveux cérébro-spinal étant réparti dans toute l'économie au moyen des cordons nerveux qui y aboutissent, il s'ensuit que chacune des parties du corps qui est ébranlée par les agents environnants, sympathise avec ce centre nerveux encéphalo-rachidien. Chaque organe de l'animal, correspondant avec une partie quelconque du cerveau ou de ses annexes, celui-ci se trouve ainsi comme l'abrégé de tout l'organisme. Le cerveau contient, pour ainsi dire, tout l'homme, de même qu'une graine ou semence d'un végétal renferme les élémens entiers de la plante. C'est dans le foyer cérébral que viennent retentir toutes les impressions extérieures de la vie. L'homme ne doit donc plus être étudié seulement dans ses membres corporels, mais dans sa constitution morale et intellectuelle, source féconde de délices et de misères dans notre existence civilisée. Les nations modernes d'Europe surtout, nourries des fruits de l'arbre de la science du bien et du mal, ont intérêt à s'enquérir des accidents qu'ils engendrent, comme des bienfaits qu'ils promettent. Nous essayons ici cette étude sous des points de vue plus étendus ou plus nouveaux, que ceux épars en divers écrits de la médecine et de la philosophie.

CHAPITRE PREMIER.

Conservation de l'équilibre vital.

Quelque hypothèse que l'on admette sur la formation primordiale de l'homme et des autres êtres organisés, l'observation montre que tous conservent leur vie et se multiplient au moyen des rapports harmoniques avec les éléments de notre planète qui les environnent, comme ils se détruisent au contraire par leur discordance et leurs excès. En effet, l'extrême chaleur ou l'extrême froid rompent l'équilibre de l'existence autant que les températures plus modérées ou intermédiaires la favorisent. La sécheresse absolue pour les uns, l'excessive humidité pour d'autres, deviennent des sources de mort, tandis que la fraîcheur de la végétation chez les plantes et la souplesse des ressorts s'entretiennent aussi dans les animaux, à l'aide des humeurs convenables à leur complexion. Chaque classe d'êtres, enfin, s'accommode mieux dans le lieu qu'elle est appelée à peupler, ou d'un état moyen et tempéré, que des extrêmes, car ni la plante et l'animal de la zône torride ne prospèrent sous les feux du soleil qui les dessèchent ou les brûlent, ni les tristes végétaux et animaux confinés près des pôles ne s'abandonnent sans périr à toute la rigueur meurtrière de la froidure. Chacun appète son milieu conservateur. Il y a donc une correspondance nécessaire de chaque être avec les éléments de notre globe, selon sa destination et sa nature propre, pour entretenir l'équilibre de ses fonctions vitales. La santé, la *métriopathie*, est cet heureux *medium* dans lequel on jouit de la plénitude de sa puissance, et même d'une surabondance de vie qui n'aspire qu'à se reproduire.

De même que les substances minérales abandonnées aux forces inhérentes à notre planète, avec le concours du feu et de l'eau, s'arrangent en cristaux réguliers et magnifiques, par l'attraction; pareillement le mélange de plusieurs corps simples, à la surface de notre terre, favorisé par la chaleur du soleil et par l'humidité, a pu développer les germes de la création, élever vers le ciel les tiges des plantes, épanouir leurs plus brillantes fleurs, élaborer les sucs délicieux des fruits; de même des éléments plus compliqués, combinés intimement par une puissance plus merveilleuse encore, ont pu déployer tous les miracles de la vie active, les formes extraordinaires et les mouvements spontanés, la sensibilité de tant de races d'animaux qui nagent dans les eaux, bondissent sur la terre, ou s'élancent dans l'atmosphère. L'homme enfin s'est levé un jour, présentant son front auguste à l'astre de la lumière, et saluant en elle l'image de la divinité créatrice, source de toutes ces existences.

Cependant tous ces systèmes de corps plus ou moins parfaitement organisés, ne peuvent être que des résultats d'équilibres divers, correspondants avec les éléments constitutifs de notre planète, qui se contrebalancent eux-mêmes selon les températures, les différents milieux pour lesquels ces êtres sont destinés. C'est en quoi l'on ne peut trop admirer la sagesse de la Providence: distribuant chaque créature pour chaque région, elle l'approprie à telle situation dans le monde, qu'elle y administre des fonctions concourant au bien de la république universelle.

En effet, quelque harmonie d'équilibre qu'on supposerait établie fortuitement par le hasard entre les divers éléments de cet univers, encore sera-t-il toujours nécessaire d'y reconnaître une autocratie intelligente, disposant ces créatures d'après les circonstances où elles sont placées. Le seul hasard a-t-il pu créer des yeux en rapport avec la lumière, et pouvons-nous concevoir que tous les organes des animaux, des plantes, soient si bien consacrés à des destinations certaines, sans une profonde sagesse, ordonnatrice de toutes les existences, directrice des générations, conservatrice de tous les êtres? Et non-seulement cette puissance primordiale est la racine de toute vie, mais il était nécessaire que chaque individu fût le dépositaire de la force propre qui l'anime, le fait croître, et dirige, soit par des instincts sûrs, tracés dans son intérieur, soit par le flambeau de sa raison et ses volontés, tous ses actes pour aspirer au bien-être et fuir sa destruction.

Les végétaux extraient de la chaleur extérieure et de l'atmosphère le principe d'excitation de leur vie; les animaux tirent d'eux-mêmes, ou de leur appareil nerveux surtout, l'énergie excitatrice. Aussi, la plante subsiste principalement par le dehors et le concours des forces étrangères, telles que le soleil ou la lumière et la chaleur, l'humidité, l'air, les gaz, l'électricité, etc. L'animal, au contraire, recélant dans son sein un foyer d'énergie nerveuse, obtenant par la respiration, la digestion interne, des éléments de réparation, de caloricité, joints à la circulation et à d'autres fonctions, il peut agir, déployer son libre arbitre, et développer son existence avec ses volontés sur la terre.

C'est donc essentiellement dans le système nerveux que résident les premières puissances de la vie animale; c'est là qu'il faut les chercher, et qu'il s'agit d'en conserver longuement le feu sacré. Or tout ce qui fortifie ou répare le système nerveux est un moyen de vigueur et de longévité; il a besoin d'exercice et non de fatigue; il faut qu'il dépense modérément son activité et non pas qu'il l'épuise, et que la restauration remplace les déperditions, pour entretenir le cercle de l'existence.

L'homme surtout étant la créature dominatrice de toutes par son axe nerveux cérébro-spinal, celui-ci devient la maîtresse roue, pour ainsi dire, de toute l'économie; notre cerveau est comme la boîte de Pandore, de laquelle sortent tous les biens et les maux de la vie; c'est le séjour de la dernière espérance. Le culte de ces organes nobles, par un développement et un exercice normal de nos facultés, modérant les fonctions nutritives et génitales, ou autres dont l'excès épuise, on ajoute à la puissance nerveuse tout ce que dépenseraient abusivement les viscères digestifs et les parties sexuelles; aussi l'énergie vitale chez l'homme est garantie et fortifiée principalement par l'intégrité de la moelle alongée et encéphalique.

Car il réside manifestement dans le système médullaire une propriété active qui désire ou craint, aime ou hait, s'irrite ou fuit, qui coopère à toutes nos fonctions et les anime de sa propre flamme, comme son absence est la mort. C'est l'ενορμον, *impetum faciens*, le principe nerveux de tous nos efforts, l'excitateur premier de la respiration et des fonctions gastriques (par les nerfs de la huitième paire ou pneumo-gastriques émanant de la partie inférieure de la moelle alongée); c'est la moelle épinière qui souffre le plus des déperditions excessives du sperme; c'est de la moelle alongée qu'émanent la plupart des affections adynamiques, les syncopes, les paralysies, les apoplexies, les défaillances, les convulsions, dans les fièvres pernicieuses, avec assoupissement, etc., lorsque cet organe est lésé; tel est le foyer primordial de l'action et de la réaction de notre sensibilité nerveuse et de notre motilité.

Que cette puissance animatrice des centres nerveux soit matière, ou esprit, ou ame, peu importe ici, lorsque les effets prouvent son activité dans le cerveau ou la moelle alongée surtout. Ce régulateur, gouvernant la machine animale, est la source à laquelle on doit recourir, soit pour réintégrer les organes dans l'état de salubrité, soit lorsqu'il s'agit de prévenir les maladies. Ses opérations, chez la plupart des êtres, s'exercent par *l'instinct*, ou par ce qu'on a nommé la *force médicatrice, l'autocratie de la nature*, à l'aide d'appétits, de désirs, de besoins spontanés; mais chez l'homme, en qui les facultés intellectuelles prédominent sur ces penchants matériels, il devient nécessaire de coordonner des règles de conduite pour le maintien de la santé, de la longue vie, et pour se procurer la somme de félicité que peuvent promettre sa destination sur la terre, et son rang dans la société.

Ainsi que l'homme, l'animal possède en lui primitivement, la santé, la force d'écarter même les maux de toute espèce ; ils nous viennent du dehors, comme les coups, les chutes, ou de quelque autre violence extérieure; ils nous sont encore apportés par des excès de chaud, de froid, d'humidité, de sécheresse, ou d'autres révolutions atmosphériques ; ils naissent surtout des objets reçus dans nos entrailles, l'air, les aliments, les boissons, d'après les qualités ou les quantités de ces substances; enfin de causes morales, qui nous pénètrent plus ou moins. La difficulté de vivre sainement consiste autant à se garantir de ces choses extérieures dans ce qu'elles ont de nuisible; ou s'habituer à supporter des ébranlements inévitables, qu'à n'abuser ni de ses forces, ni de ses jouissances.

Quiconque voudrait parcourir le chemin de la vie sans éprouver ni accident, ni maladie, devrait maintenir ses fonctions dans un équilibre aussi constant que le fait un danseur de corde pour éviter les chutes. Les êtres vivants ne soutiennent, en effet, leur existence qu'à l'aide de ce *medium* harmonique, ou de rapports milieux entre tous les extrêmes. Ainsi, *la vie consiste dans un mouvement circulaire, harmonique de tous les organes, mis à l'unisson des puissances du monde extérieur et des substances qui nous environnent* ; elle aspire donc à l'état intermédiaire, le plus conforme à sa nature particulière.

Aussi tous les excès détruisent, tous les milieux régénèrent ou fortifient la vie qui semble n'être qu'un résultat, une somme totale de divers puissances associées de l'organisme, équilibrées par un lien commun, celui du *moi*, ou de l'ame. Mais afin de bien com=

prendre cette vérité fondamentale, exposons les principales bases constituantes de l'organisation, puisque chacun de nous porte dans celle-ci les raisons de toutes les maladies dont il est affecté durant son existence.

L'unité du corps animal se compose de plusieurs faisceaux ou d'appareils organiques, de tissus enchevêtrés, par des connexions multipliées, réunis en sorte qu'ils sympathisent ensemble ; tous conspirent à un but commun, tels que des vigilants citoyens, dans une société fraternelle, pour concourir au bien-être de leur république, mais avec tant d'égalité, qu'aucun ne puisse devenir ni tyran, ni esclave, que tous participent aux mêmes avantages, comme aux mêmes inconvénients.

La trame primordiale, dès l'état d'embryon, n'est qu'une masse gélatineuse dans laquelle se dessinent les premiers linéaments d'une carène ou épine dorsale avec le cerveau, ce qui constitue le système nerveux excitateur; puis le point saillant ou le cœur, avec les rameaux artériels qui doivent distribuer le sang et la nutrition dans toutes les autres parties. Ainsi les systèmes universels du corps sont : 1° Le *muqueux* ou *cellulaire*, lequel est, pour ainsi dire, la gangue originelle donnant naissance à tous les autres organes qui se formeront dans son sein ; il les enveloppe et les fomente ; 2° L'*arbre nerveux* ou *excitateur*, dont la moelle épinière et le cerveau constituent les troncs primitifs, et auxquels les rameaux et les branches, soit du grand sympathique, soit des autres nerfs, distribués à tous les organes, viennent aboutir ou ceux-ci en émanent ; 3° L'*arbre vasculaire*, distingué en *artériel*, dispensateur de l'alimentation aux diverses régions du corps, et en *veineux*, recueillant partout le sang appauvri pour l'élaborer avec des sucs nutritifs et le rendre apte à devenir artériel ou vivifiant dans le grand orbe de la circulation.

Indépendamment de ces systèmes généraux ou communs à toutes nos parties, il germe et se développe d'autres organes spéciaux, destinés à des fonctions particulières; ainsi les poumons pour élaborer le sang au moyen de l'air (ou les branchies, dans les animaux aquatiques, au moyen de l'eau aérée), l'appareil digestif, ou le tube intestinal, avec ses glandes et autres viscères ou annexes, le foie, le pancréas, la rate, etc.; l'appareil dépurateur ou urinaire, les reins, la vessie; l'appareil reproducteur mâle et femelle, les ovaires et les testicules, etc.; enfin les appareils de la vie extérieure, ou les organes des sens, la charpente osseuse avec le système musculaire, la peau et d'autres productions à la superficie du corps, etc.

Or cet ensemble harmonique n'existe point perpétuellement dans le même concert, pendant toute sa durée. Il y a des parties qui se déploient plus tôt ou plus tard, selon que leur activité devient plus ou moins nécessaire au jeu de la vie; les poumons n'entrent en fonction qu'après la sortie du fœtus du sein maternel, ou de l'œuf; les organes génitaux qu'à l'époque de la puberté, etc. Il s'établit donc diverses balances suivant les âges; il s'en déclare également de spéciales, appropriées aux sexes, aux constitutions. Chez la femme, l'appareil utérin, les mamelles obtiennent un développement spécial au temps de la reproduction avec des excrétions qui leur sont particulières, telles que les menstrues, le lait. Chez le sexe mâle, indépendamment des organes secréteurs du sperme, les appareils nerveux et musculaires sont plus fortement constitués que dans les femelles. Enfin, tel individu possède un organe pulmonaire plus vaste, tel autre est plus soumis à la prépondérance du système biliaire ou hépatique, etc., en sorte que chaque tempérament constitutionnel, ou acquis par des habitudes, maintient un équilibre harmonique spécial, un genre de santé et de vitalité propre à chaque être, et qui administre ses facultés ou ses fonctions d'après ces dominations organiques.

Par exemple, dans un individu sain, chaque partie jouit d'une quantité d'énergie vitale, pareille à celle de chacune des autres ; ainsi la main en possède autant que le cerveau, bien que ce dernier nous paraisse plus éminemment vital. Sans doute, le cerveau est destiné à faire briller plus de facultés de la vie extérieure que la main, mais la preuve qu'il n'en jouit pas réellement davantage, c'est qu'il n'obtient, dans l'état normal de santé, que sa somme proportionnelle de nutrition, d'activité, de sang artériel, etc. S'il recevait plus de vie, il faudrait que les autres membres en eussent moins ; alors l'équilibre rompu déterminerait une maladie. Tout l'effort de la *nature*, comme le devoir du médecin, consiste donc à ramener ce balancement d'égalité. Néanmoins les diverses parties du même corps peuvent avoir une autre complexion que celle de l'ensemble général, et chaque organe pèse plus ou moins fortement dans la balance de l'économie totale ; les âges, les saisons, les nourritures, les exercices habituels aggravent ou allègent diversement l'influence et le poids de chacune des parties sur le tout, comme la vieillesse et l'affaiblissement vital diminuent l'action du tout sur chacun des membres.

Ainsi, bien que la santé parfaite résulte d'un équilibre plus ou moins exact, il est rare que ces circonstances établissant tel ou tel genre de vie, telle coutume, etc., n'y imposent pas des perturbations perpétuelles ou n'y introduisent jamais des modifications notables. Dans un système de forces, il se déclare des inégalités partielles, qui font osciller le mouvement général sans l'arrêter; chaque organe peut ébranler ainsi ses voisins, les entraîner d'après ses connexions et ses sympathies, mais si ces balancements deviennent réciproques, souvent ils sont contrepesés et neutralisés. Tout tempérament naturel ou acquis est une inégalité dans l'harmonie ou l'unité des autres organes, mais qui, devenue constante par sa durée, se coordonne avec les autres puissances de l'organisme, en sorte que cette inégalité est supportée, et même devient nécessaire par la longue habitude qui la rend constitutionelle.

De plus, il est des organes essentiellement dominateurs; la moelle épinière avec le cerveau, et le cœur, formés les premiers, meurent les derniers, parcequ'ils sont les grands ressorts de la vie; au contraire, les organes sexuels, développés les derniers, sont les premiers qui cessent leurs fonctions dans l'économie.

Dès lors que chaque société d'organes possède son énergie vitale, sa santé propre, elle se prononce dans l'association selon son poids et sa mesure. Pour que le corps entier demeure sain, c'est-à-dire parfaitement harmonique, il faut empêcher qu'aucune partie acquière trop d'empire sur les autres; car dans tout état le superflu de l'un est le nécessaire de l'autre, et il n'y a point d'indigence quand il n'y a pas d'extrême richesse. Les inégalités excessives deviennent toujours l'origine des révolutions, puisque la nature aspire sans cesse à balancer les forces et ne se soutient qu'au moyen de l'homogénéité, résultat d'une égale pondération.

Par là nous est indiquée la nécessité d'employer les organes avec une mesure proportionnelle au tout, comme à chacun de ses correspondants, afin de conserver l'unité, la répartition équitable des puissances de la vie. Tel est l'office de l'homme qui veut exister sainement et long-temps [1].

[1] S'il se tenait, en toutes choses, également éloigné des extrêmes, combien il serait plus robuste, plus heureux et plus près de la vérité, comme de la nature elle-même! L'excès même des vertus le tue, comme l'excès des vices, car la suprême sagesse consiste à fuir ces extrêmes qui dégénèrent en abus. Le génie, dans ses plus hautes conceptions, avoisine déjà la folie, comme la trop grande médiocrité d'esprit se distingue à peine de la bêtise.

Des couleurs, des odeurs, des saveurs et en général toutes sensations trop vives ou trop faibles, nous échappent ou blessent nos organes; elles détruisent ou surpassent notre contexture par le trop ou le trop peu, de sorte que l'homme encore par là n'est en proportion qu'avec un certain *medium* d'action d'après la capacité de sa sensibilité nerveuse. Il ne possède, de même, qu'une somme moyenne d'activité organique, laquelle est surtout complète lorsqu'il arrive au milieu de sa carrière, à la plénitude de sa croissance et de sa vie. Il doit donc mesurer ses forces aux objets qui l'environnent et le frappent, s'il veut rester avec eux en parfaite harmonie et subsister sain de corps et d'esprit. Les sensations faibles paraissent fortes à une organisation neuve et croissante, telle qu'une jeunesse ardente de sensibilité; les sensations les plus fortes restent inaperçues à des organes vieillis et décroissants dont la sensibilité est émoussée par l'usage de la vie. Cependant, chaque âge a son *medium* d'impressions.

Afin de remplir les fonctio ns de la vie pour soi même et autrui, puisque chacunest responsable de ses jours envers la société, et lui doit le tribut de son utilité, il faut connaître le genre d'équilibre naturel à chaque individu, et la quantité d'oscillation dont chaque organe est susceptible.

Ces pondérations diverses ou spéciales pour chaque individu constituent son *tempérament essentiel*, en sorte que, dans notre machine, tel rouage ou tel système, suivant sa prépondérance, joue avec plus ou moins d'activité que les autres, et communique alors son branle principal à toute l'économie. C'est ainsi qu'une complexion nerveuse, par exemple, sollicitée par les moindres ébranlements physiques ou moraux, éprouve des secousses spasmodiques que peut à peine comprendre tel tempérament musculaire robuste, qui s'émeut faiblement sous les excitations les plus déchirantes. Or, si cette constitution apathique est soumise fréquemment à des stimulations qui exaltent davantage sa sensibilité nerveuse, à des commotions électriques, par exemple, tandis qu'on n'exercera nullement son système musculaire, on parviendra, sans doute, à la longue, à changer l'équilibre de cet organisme; de même on fortifierait, par un régime opposé, une complexion délicate et trop impressionnable. Néanmoins, les équilibres primordiaux aspirent toujours à récupérer leur état originel, lorsqu'on cesse de les contrarier; car un secret instinct, qui n'est que la conscience de nos penchants, nous ramène constamment vers les goûts innés de notre nature.

Lorsque nous écoutons cette voix intérieure qui nous révèle le sentiment de nos forces et le secret de nos faiblesses, nous étudions ainsi notre tempérament fondamental et sa limite. Il ne faut se faire toutefois aucune illusion, à la manière de ces personnes qui abusent de l'ardeur du jeune âge, ou qui calculent sur une puissance durable d'après quelques excès supportés une fois sans péril.

En effet, les signes extérieurs auxquels on reconnaît les tempéraments n'en sont l'expression fidèle qu'autant que nos penchants essentiels se trouvent en concordance avec eux. On n'a pas toujours assez compris que l'homme intérieur peut différer, d'après les modifications de son système nerveux, de l'homme extérieur, bien plus que l'animal. Celui-ci, d'ordinaire, présente un équilibre stable, uniforme, un faisceau simple; son cœur ne dit jamais non quand son regard dit oui; l'homme au contraire abuse les autres et jusqu'à lui-même; sa raison et ses passions marchent trop rarement d'accord; sur un corps massif et qui semble inerte, se rencontre quelquefois un cerveau vaste, une conception puissante, et combien de physionomies sont des masques trompeurs! C'est pourquoi le témoignage des propensions morales reste encore le plus sûr indice des complexions physiques. On ne vit long-temps et heureusement qu'en accomplissant les vœux de ces instincts originels; presque toujours ils conduisent au bien, et ne doivent qu'à des dépravations factices une direction par fois criminelle. La nature, lorsqu'il lui échappe de produire des monstres, les prive bientôt de la vie, car ils sont le résultat de chocs adventices, de dérangements qui ont bouleversé l'organisme dans sa régularité primitive. De même les vices du moral dépendent d'une perversion acquise des facultés sensitives ou intellectuelles, puisque l'ordre essentiel du monde est de procréer les êtres dans leur perfection d'après la consonnance la plus harmonique : *Mens sana in corpore sano.*

Cette même unité qui constitue la résistance des

organes associés en un faisceau solide, contre les maladies, établira pareillement la vigueur du moral ou la force intellectuelle, non moins propre à consolider l'existence. C'est être, en effet, déjà blessé que de se croire châtié d'un mal : combien d'individus ont appelé la peste elle-même et la rage par leurs propres terreurs! Il y a donc une dynamique de l'esprit à conserver, non moins nécessaire que celle du corps, pour se défendre contre toute atteinte. Combien d'individus, en apparence robustes, tombent attérés sous le coup d'impressions mentales, comme sous le charme d'un maléfice, tandis que d'autres personnes, chétives de structure, réagissent avec une vigueur étonnante, par leur centre nerveux, contre les maux corporels !

La plus essentielle, la première des pondérations est donc celle de l'appareil cérébro-spinal, par rapport au reste de l'organisme, afin que s'appuyant mutuellement, leur accord nous rende également vigoureux en tout sens. Mais parce qu'il peut se former autant de complexions diverses qu'il existe de pièces ou d'organes plus développés ou plus actifs à proportion que les autres, on voit beaucoup plus de combinaisons d'équilibres organiques qu'on n'en a décrit. Il y a les tempéraments généraux tels que ceux résultant du vaste déploiement d'un système, comme le sanguin, le lymphatique (du tissu celluleux), le nerveux, le musculeux, etc. Il se trouve en outre des constitutions spéciales; ainsi chez tels individus l'appareil reproducteur prédomine, chez d'autres les viscères intestinaux, ou seulement le foie en particulier; chez ceux-ci c'est l'appareil respiratoire ou pulmonaire, dans ceux-là c'est l'encéphale, etc. Quelques personnes sont puissantes par les membres inférieurs ou supérieurs, débiles par le tronc; c'est l'inverse pour quelques autres; tel a l'ouïe délicate qui devient musicien; tel autre la vue et préfère la peinture; celui-ci, qui possède un sens du goût très développé, semble être prédestiné à la gourmandise, comme celui-là à la luxure, avec ses organes sexuels ou précoces ou très excitables, etc.

Or si nous pesons de plus en plus sur ces penchants naturels pour les agrandir et les fortifier davantage, fussent-ils louables, nous nous écartons de l'équilibre général du corps et de cette unité, base de la force, de la santé solide; nous nous rapprochons de l'état morbide, résultat inévitable des discordances organiques, lorsqu'elles ont outrepassé les limites de leur stabilité. En effet, la balance du corps n'est presque jamais dans ce milieu de parfait contrepoids qui subsisterait dans l'immobilité. Il faudrait s'astreindre à une observation exacte et continuelle pour ne s'éloigner en aucun sens de ce point intermédiaire, tour de force égal à celui de ces baladins qui se soutiennent quelques instants debout sur la pointe d'une épée. Mais cette sollicitude pour rester fidèle à l'équilibre normal, doit avoir, comme toute autre chose, sa propre modération. D'abord l'attention perpétuelle qu'elle exigerait, aurait bientôt dégénéré en soins minutieux, en pratiques pusillanimes, comme chez des vieillards timorés; ils sont bouleversés au moindre écart de leurs habitudes trop scrupuleuses, de frayeurs qui aggravent leurs indispositions. Ensuite cette constante sévérité dans le régime et les autres actes de la vie nous emprisonne tellement entre des bornes étroites qu'on ne peut plus s'en départir sans quelque péril. Personne n'ignore que l'accoutumance aux maux mêmes peut devenir si complète à la longue, qu'on éprouverait des dangers à les quitter, tel est un cautère, ou un air malsain, etc. Il ne faut pas même se pondérer uniquement pour le bien-être, mais aussi pour le mal-être dont la vie la plus fortunée ne saurait nous garantir.

Enfin nos santés ne résultent pas d'un point tellement fixe qu'il ne permette jamais d'osciller à l'entour, sans chute néanmoins. Il faut subir tantôt le froid et le chaud, l'été ou l'hiver, supporter beaucoup ou peu d'aliments de bon ou de mauvais choix selon la nécessité. Si l'homme devient plus exposé à une foule de maladies que les autres animaux, ce n'est point par ce que la nature nous aurait accordé moins de vigueur dans notre dynamique vitale, mais bien parce que mille circonstances de la sociabilité, des climats, des températures, de travaux, d'alimentation, d'habitation, etc., ébranlent ou secouent diversement notre organisme, tandis que la brute suit une vie uniforme, toute réglée par un immuable instinct; au contraire, l'homme se montre presque le seul parmi les êtres créés, habitant de toutes les contrées, et il se substante librement de toutes sortes de nourritures; preuve de l'extrême souplesse de ses organes, et combien il peut aisément se prêter à mille conditions opposées sur ce globe! Il est donc plus fort par cela seul qu'il est plus flexible, de même que notre nature intellectuelle doit, en grande partie, son étendue à sa docilité, ou plutôt à sa molle ductilité dès l'enfance; mais aussi nous en recevons plus d'occasions de maladies.

Par là nous obtenons plusieurs genres de santé,

tout au contraire du simple animal qui n'en a qu'un seul. Une machine aussi prodigieusement compliquée, aussi éminemment sensible que l'est la nôtre, si elle se détraque plus souvent, se rétablit aussi plus aisément par la variété même de ses contrepoids. Tel homme était gisant d'une fièvre grave qui se ressuscite pour ainsi dire tout à coup par une bonne nouvelle; cette femmelette délicate, si tourmentée de vapeurs et de spasmes nerveux, s'en voit subitement délivrée par des peines réelles. Telle lutte partielle peut bien soulever la masse générale, comme une maladie universelle se résoudre en plusieurs affections divisées ou particulières. Ainsi les ondes qui s'entrechoquent finissent par se contrebalancer, et de leurs contrefforts naît bientôt leur calme; c'est ainsi qu'une affection se guérit par une affection contraire.

C'est pourquoi rien ne délasse davantage la tension du centre nerveux que l'exercice des muscles, ou réciproquement; en faisant vibrer des systèmes opposés, ou des organes antagonistes, on rappelle nécessairement l'économie à son équilibre. Notre ame, telle qu'un habile artiste, fait osciller à son gré les diverses pièces de notre corps, et par leur concert, obtient l'harmonie de la santé. C'est aussi ce qu'une puissance animatrice opère chez les autres animaux, puisqu'on a reconnu de tout temps ses efforts conservateurs, soit pour la guérison des membres mutilés, blessés ou déchirés, soit pour débarrasser notre corps des substances nuisibles ou étrangères. Tel est l'instinct spontané qui pousse l'animal, et l'homme lui-même, vers des objets essentiels à l'existence, ou qui nous fait mouvoir conformément à notre bien-être, sans que nous nous doutions qu'il s'agit d'un rétablissement d'équilibre dans l'organisme. Ainsi, par une série de compositions et de décompositions au moyen de l'aliment qui pénètre dans nos corps, ils se renouvellent sans cesse, dans cet ordre régulier d'oscillations harmoniques, auxquelles préside une nature toujours vigilante, laquelle distingue l'animal d'une simple machine.

L'on ne peut trop admirer la sagesse créatrice qui consacre ce pouvoir suprême et pondérateur aux économies vivantes, afin d'inspirer jusque dans nos maladies, de salutaires propensions, en suscitant des efforts critiques pour combattre et expulser le mal. Sans ce gouvernement central de la république des organes, il y aurait anarchie, désordre, destruction, comme dans tout empire divisé. C'est précisément à cause de l'absence de ce pivot, sur lequel s'appuie le faisceau de la vie, que les corps organisés qu'elle abandonne se dissolvent et se putréfient. Chaque élément reprenant ses volontés chimiques, comme dans l'état inorganique, se résout en des composés plus simples, puisque le faisceau est rompu désormais. On pourrait même ne considérer la vie que comme un concert harmonique de forces qui conspirent vers un centre unique, mais il se manifeste trop évidemment des directions instinctives, coordonnées à chaque genre d'organisation pour ne pas reconnaître une lumière intérieure, une tutélaire autocratie présidant à toutes les fonctions, avec mesure, ordre et sagesse.

Cette force pondératrice n'est pas toutefois la raison, ni l'esprit, ou ce que Stahl confondait avec *l'ame*, quoiqu'elle opère également bien (ou mieux quelquefois), pendant l'absence de nos facultés intellectuelles, dans le sommeil, le délire, l'ivresse et chez les fous, les idiots, enfin jusque chez les animaux les plus destitués de toute intelligence, les plus réduits à un mouvement machinal. Elle n'est point le jeu spontané et aveugle de nos parties, puisqu'elle les dirige ou les gouverne conformément à un but d'utilité, et préfère des voies appropriées; ainsi dans chaque maladie, cette force médicatrice choisit tel émonctoire pour opérer une excrétion dépuratoire efficace, et débarrasser l'économie vivante d'une surcharge morbide qui l'opprimait. Cette nature régulatrice est donc instruite d'elle-même, αυτοδιδακτος, comme parle Hippocrate. Sa tendance générale consiste à conserver ou rétablir l'ensemble harmonique, par des impulsions instinctives, soit dans notre appareil nerveux intérieur, soit par le déploiement de ses actes externes : ce sujet appelle un examen particulier par son importance.

CHAPITRE II.

De l'instinct de la santé, ou de la force conservatrice et médicatrice dans les êtres animés.

Si ces êtres n'étaient que de pures machines, très bien organisées d'ailleurs, ainsi que l'ont dit quelques modernes physiologistes, ces automates plus ou moins détraqués par les maladies ne se rétabliraient point en santé d'eux seuls. L'arbre reste, par son insensibilité, indifférent de lui-même à la vie et à la mort, sans doute; néanmoins, l'acte de la végétation qui opère dans lui, cicatrice ses blessures, dirige ses racines vers les bonnes veines de terrain en évitant les obstacles, élève ses rameaux vers la lumière, aspire par son feuillage l'humidité, ou l'exhale, ouvre ou ferme ses fleurs selon le besoin de chaleur, d'ombrage, etc., qu'elles éprouvent; enfin toutes les fonctions de sa vie s'exécutent d'après des lois, mais modifiées selon les circonstances, avec une merveilleuse précision pour germer, croître, fructifier et se perpétuer, selon le climat, la saison, sur ce globe.

Voilà donc des opérations qui gouvernent la machine organique la plus simple, la moins sensible, avec une prévoyance incontestable. Y a-t-il un *esprit*, un *Deus ignotus* dans ce chêne, comme les anciens observateurs y supposaient renfermée une dryade? Non sans doute, mais l'impossibilité de se borner uniquement au mécanisme est démontrée par cette prévision dans les actions; ainsi le palmier mâle, sous les cieux toujours ardents des tropiques, confie aux vents son pollen fécondateur précisément à l'époque de la floraison de sa femelle, tout de même que le poisson mâle vient arroser dans les eaux, de sa laitance, les œufs déposés par sa femelle. Il semble que les sexes se devinent entre eux malgré les distances, et sans se confondre dans l'immensité de la nature.

Il y a plus que du mécanisme dans tout ce qui procure guérison, restauration, génération, recherche du bien être, appropriation au lieu, au climat, aux circonstances. Si l'araignée tend sa toile et arrête les mouches machinalement, c'est, il faut l'avouer, un mécanisme bien intelligent. Si cette intelligence n'existe pas plus dans l'insecte que dans la plante, elle repose nécessairement dans l'auteur ou la puissance organisatrice de ces créatures. C'est un *esprit* caché pour l'individu qu'il met en mouvement, ou plutôt en œuvre. Le végétal, la brute, l'homme même quelquefois agissent sans savoir pourquoi, dans leurs besoins et leurs amours. Notre raisonnement ne prend aucune part à notre digestion, notre respiration, notre circulation; lorsqu'il s'en enquiert, il est beaucoup plus propre à troubler le jeu de ces fonctions qu'à les régler. Il y a donc quelque chose qui gouverne l'organisme pour nous, et plus sainement encore chez les brutes, qui ne s'en inquiètent jamais, que chez les savants qui prétendent l'ordonner parfaitement. Nous ignorons, à la vérité, l'essence même de cette puissance régulatrice; on l'a nommée *nature*, *instinct*, c'est-à-dire excitation intérieure, *force médicatrice*, parce qu'elle tend à la guérison dans les maladies; on observe évidemment ses efforts, et les êtres qui veulent subsister sains n'ont rien de mieux à faire que de se remettre entièrement sous sa direction salutaire.

Chez tous les animaux, même les zoophytes nommés acéphales, parce que la nature les priva de tête et de cerveau, l'instinct réside spécialement soit dans la moelle épinière, soit dans d'autres cordons nerveux analogues, tenant également les rênes de l'organisme. Cette moelle, ou ces centres nerveux, ordinairement munis de ganglions, remplissent les fonctions de cerveaux subsidiaires; ils dirigent les besoins, les appétits des bêtes, dans la santé comme dans leurs altérations morbides; ils sont les foyers des mouvements sympathiques, entretiennent l'assimilation, la chaleur vitale, régénèrent les parties amputées, et communiquent la puissance génératrice. Ainsi, jusque dans les fœtus acéphales, la moelle spinale ou des cordons nerveux équivalents, chez les mollusques, les crustacées, les insectes, les vers et autres races invertébrées, peuvent tenir lieu de cerveau, deviennent le centre de l'intelligence, des actions instinctives, de toutes les fonctions, durant le sommeil, comme pendant la veille, soutiennent la nutrition, les secrétions, etc. Chez l'homme, la moelle épinière a des communications si multipliées avec les nerfs de la vie végétative, ou le trisplanchnique, que celui-ci paraît y prendre ses véritables racines, y puiser l'énergie avec laquelle il préside aux fonctions de la nutrition et de la reproduction. Aussi l'affaiblissement, la destruction de la moelle épinière intéresse plus l'intégrité des fonctions organiques que les lésions du cerveau lui-même. La vie intérieure ou radicale tire donc ses forces de l'axe nerveux spinal principalement. C'est de ce foyer médullaire qu'émane ce génie direc=teur, soutien de l'énergie vitale, comme dans les plantes un principe actif analogue déploie tous les actes de la végétation.

Car enfin l'être animé ne peut vouloir que l'inté=grité de son économie; ses puissances organiques ne sauraient s'ordonner que relativement au maintien de sa santé, qu'elles doivent defendre contre toute atteinte de destruction; aussi agissent-elles par des désirs, des besoins de l'appareil intestinal; dans la fièvre, elles appètent le genre de boisson propre à la combattre; elles refusent tel aliment nuisible, comme elles indiquent à l'animal malade l'espèce de plante qui peut le guérir. Ce n'est point un pur automatisme, ni un simple jeu de l'économie, car avant même le développement des organes, l'animal était inspiré pour s'en servir un jour [1]; il y a donc quelque règle tutélaire destinée aux créatures ani=mées, comme il existe une route éternellement tracée dans les cieux aux planètes pour le retour des sai=sons, des reproductions et des décompositions à la surface de notre globe. Suivre les lois de la nature, ou se mettre en harmonie avec toutes ses opérations, est donc une conformité éminemment favorable à la

[1] Sentit enim vim quisque suam, qua possit abuti;
Cornua nata prius vitulo quam frontibus exstent.
Illis iratus petit atque infensus inurget.
At catuli pantherarum, scymnique leonum
Unguibus, ac pedibus jam tum morsuque repugnant,
Vix dum etiam cum sunt dentes, unguesque creati.
Alituum porro genus alis omne videmus
Fidere et a pennis tremulum petere auxiliatum.

LUCRET., *rer. nat.*, l. 5.

vie, les transgresser ou les combattre n'amène que douleurs et ruine de l'existence. De même qu'un passager dans un vaisseau doit seconder ses manœuvres et obéir aux mouvements de ce bâtiment qui l'emporte ; pareillement l'homme, petit mécanisme renfermé dans le grand mécanisme du monde, n'a rien de plus avantageux à faire que de correspondre aux vastes révolutions de cette machine sur laquelle il naît, engendre et périt. C'est pourquoi nous avons reçu une impulsion primitive, qui nous élance spontanément, à la manière des animaux, vers les actes les plus utiles à notre conservation, par cela même qu'ils concordent avec les mouvements de notre sphère et les circonstances qui nous enveloppent.

Or cette impulsion instinctive, qu'est-elle autre chose que la nature qui veut que nous subsistions? Pouvons-nous maintenir la santé autrement que par un milieu qu'elle prescrit entre tous les excès? Dans les maladies, si les contraires guérissent les contraires, n'est-ce pas en ramenant au *medium*, le *strictum* par le *laxum*, ou réciproquement? Ainsi l'on redresse un bâton courbé en le forçant à ployer dans un sens opposé.

Tous les extrêmes faisant dégénérer, les tempérances régénèrent ou améliorent, c'est le point de repos, le centre auquel aspire l'instinct médicateur. Ce ne sont pas les seuls stoïciens qui mettent le souverain bien à vivre conformément à la nature, mais tous les êtres organisés, qui, constitués par un système d'organes, tendent sans cesse à conserver ces consonnances sympathiques avec elle : ils philosophent spontanément. L'économie animale compose un cercle qui ne résulte pas seulement de l'harmonie des éléments, de *l'eucrasie* du tempérament, ni de cette parfaite corrélation des parties nommée *symétrie,* puisqu'on peut obtenir la vigueur dans toutes les complexions et avec des formes variées, mais ce cercle de fonctions et de mouvements a besoin de suivre les lois de l'instinct afin d'accomplir sa destination naturelle. C'est ainsi qu'on a pû appeler la santé la *musique de l'ame*, établissant des consonnances par la tension harmonique de toutes les fibres du corps, son instrument, et qu'on a considéré le médecin comme un musicien habile qui restitue également dans leur diapason normal toutes nos parties, afin que nos fonctions jouent désormais de concert.

Mais, répliquera-t-on, n'y a-t-il pas des santés maladives, telles que l'athlétique ou la pléthorique périlleuse, comme des maladies salutaires : par exemple, celles évolutives de l'économie, la dentition, la puberté, la menstruation, etc.? Donc il y a des maux qui deviennent avantageux comme des biens dommageables.

La santé pléthorique sortant du *medium* n'est déjà plus santé ; l'instinct l'annonce par l'état gravatif, ou de pesanteur, de tension qu'on éprouve dans cette surcharge de l'économie ; loin qu'elle soit une santé florissante, c'est une maladie imminente. Au contraire, les maladies sanitaires sont tellement amies de notre nature que nous nous y portons avec plaisir, tout de même qu'on cherche à se débarrasser d'un poids ; ainsi nous aspirons à vomir si notre estomac est trop embarrassé. Sans doute l'effort de la dentition ou de la menstruation peut être accompagné de douleurs, mais c'est par abus d'expression qu'on l'appelle maladie tandis qu'elle est une des plus utiles révolutions du bien-être, qui sans lui n'existerait pas.

Quoique le chemin de la santé soit assez large, on peut toutefois verser en deçà comme au-delà quand on s'écarte trop de la voie moyenne à laquelle l'instinct nous ramène sans cesse; et nous allons montrer que c'est encore la voie de la liberté comme de la force et de la vertu soit au physique, soit au moral: *per medium tutissimus ibis*.

L'être extrême se précipite de la licence dans la servitude ou se balance de l'une à l'autre, tandis que l'homme indépendant se maintient dans un juste milieu où il sait profiter des avantages sans éprouver les inconvénients de ces excès rarement durables. Placé comme dans une citadelle inexpugnable, tel que le sage, l'homme sain vit tranquille, car la maladie est agitation et mouvement multiple, la droite santé est repos. Tout ce qui penche en quelque sens que ce soit menace de tomber. Ce n'est pas tant l'absence de toute affection qui constitue la salubrité que leur mutuelle concordance. Le stoïcien qui prétend extirper toute passion, et Aristippe qui lâche le frein à tous nos désirs, sortent de la nature. Le vœu de chasteté perpétuelle n'est pas plus conforme à la vie que l'incontinence, bien que les abus de cette dernière entraînent de plus graves conséquences, car l'homme né de la concupiscence porte en lui les semences de tous les vices, et subit toutes les tentations. Ses abstinences sont donc beaucoup moins funestes que ses intempérances toujours fiévreuses ou maladives. Néanmoins, la nature humaine a besoin de jouir, soit afin de compléter son bien-être, soit encore pour déployer toute l'étendue de sa vigueur, laquelle n'est jamais plus intègre que dans l'exercice normal de tous ses organes comme de toutes ses facultés.

La santé parfaite est cet état dans lequel on n'éprouve ni douleur ni plaisir autre que celui de jouir de son bien-être, de pouvoir employer avec liberté ses membres, et exercer ses fonctions. L'appétit, la gaîté, la vivacité, un sommeil sans trouble, l'ardeur amoureuse, enfin la pleine alacrité de corps et d'esprit, la régularité des excrétions, tels sont ses caractères et le but vers lequel se dirigent les instincts. C'est le vœu de la nature d'aspirer à l'immortalité et à la génération, voilà pourquoi la vigueur amoureuse, témoignage spontané d'énergie organique, surtout dans l'âge de la force, est la preuve de la santé, puisqu'elle dénonce une surabondance de vitalité. Mais il ne faut pas recevoir en témoignage ces excitations mensongères de la volupté, retours de vicieuses habitudes qui sollicitent de nouvelles occasions de se perpétuer. Plus on s'abandonne à l'amour, plus on y est disposé, tandis que la continence rend de plus en plus continent; aussi les personnes sobres, qui d'ordinaire sont chastes, deviennent, par cette abstinence, extrêmement robustes et vivaces, car même les arbres les plus prolifiques vieillissent et meurent plus tôt que les autres.

Ainsi nous sommes des êtres mixtes que les choses tempérées développent avec régularité; cependant un excès de vigueur est périlleux ou redoutable, puisque le bien excessif est déjà du mal.

Notre perfection physique et même morale résulte tellement de la métriopathie qu'il faut *sapere ad sobrietatem*. Tout nous recommande cette fuite du trop de bien (*ne quid nimis; omnia mediocria*), dont la tendance salutaire se manifeste par les dégoûts de notre cœur, ce *primum vivens et ultimum moriens*. En dépassant le milieu, l'agréable devient désagréable et nuisible.

Qu'est donc la nature curative sinon cette impulsion de la dynamique vitale, d'autant plus active et plus puissante que les organes sont neufs, flexibles, indépendants des volontés intellectuelles, comme dans l'enfance et chez les animaux, ou pendant le cours des maladies jusqu'au sein du délire, ainsi que l'ont remarqué les plus illustres observateurs? Combien n'y a-t-il pas de médecins, dit Morgagni, qui tuent leurs malades, par cela seul qu'ils ne savent pas s'arrêter? Car le meilleur médecin du corps est encore philosophe comme le philosophe est le meilleur médecin de l'ame: l'un et l'autre connaissent combien il est dangereux d'employer des remèdes plus forts que n'en peut supporter notre organisme, et qu'encore vaudrait-il mieux périr de son mal que d'ajouter celui d'un remède incapable de guérir. La nature n'opérant rien sans but, ne peut avoir pour objet que le bien ou ce qu'il y a de meilleur pour nous-mêmes, jusque là qu'en nous faisant mourir, elle nous soustrait sans doute à des douleurs insupportables: à ce titre même nous lui devrions encore des hommages de reconnaissance.

L'erreur serait toutefois de ne considérer l'instinct conservateur que comme la conséquence de l'automatisme de nos parties ou de leur développement.

Nous avons vu au contraire cet instinct précéder le déploiement même des membres qu'il fait germer et fleurir. Lui seul ne tend-il pas à reconstituer un organisme délabré et comme démantelé, lorsque tel animal se recomplète, tel os rompu se soude, telle partie amputée se cicatrise, tel corps étranger est expulsé, etc.? Quoi de mieux que de s'abandonner à cet effort réparateur dans nos maux, ou de le seconder par la vraie médecine?

Si chacun épiait, non ses appétits désordonnés et factices, dus aux prévarications sociales, mais ces goûts simples que suscite l'instinct naturel, il vivrait infailliblement sain et robuste en les accomplissant. N'usant jamais au-delà du besoin des aliments et des plaisirs, il ne transformerait pas ces biens en dissolutions énervantes. Les reproches amers de la conscience, dans les erreurs morales et les crimes, ne sont pas uniquement des jugements sévères d'une raison qui se condamne ou se châtie d'elle seule, il est aussi un soulèvement de la sensibilité contre le sang que verse un scélérat, et qui l'épouvante au fond de son cœur, lors même qu'il profite avec sécurité d'une impunité perpétuelle. L'innocence de la victime, les tortures cruelles qu'on lui inflige injustement, émeuvent malgré elle l'ame la plus atroce, une pitié sympathique vient nécessairement bourreler un tyran au milieu des délices, le flétrir d'un mépris sans excuse à ses propres yeux. Sur le plus haut trône de l'univers, Tibère lit écrite sur tous les fronts, l'exécration qu'il inspire, et ne peut se dérober à lui-même la lâcheté de ses attentats. Il y a donc un instinct moral qui le tue, comme une loi du bien qui nous vivifie!

Sans doute la nature inspira des sentiments de personnalité et d'amour de nous mêmes, indispensables à tout être pour sa conservation individuelle, pour la perpétuité de sa race, mais l'homme ayant été créé nu, sans armes, fort seulement par l'union sociale et le déploiement de sa raison, de sa moralité, ne devait pas être formé méchant envers ses semblables, dans sa primitive innocence. La prépondérance de son système nerveux et la délicatesse de sa peau le rendent le plus sympathique des êtres, dans l'expansion de sa sensibilité. Capable d'amour en tous temps, lui seul établit des liaisons de famille, de parenté, de nation, de langage ; il sait s'immoler à une patrie et à ses semblables.

Certes la *méchanceté*, destructive de toute association, de toute humanité, n'a pu être notre apanage ; au contraire, la bonté étant notre essence radicale, constitue le type normal de notre âme, comme la santé forme celui du corps. L'homme est susceptible de méchanceté comme il le devient de maladie, mais nécessairement il naît sain et conséquemment bon par son principe. Etres sociables par excellence, notre instinct originel nous confia les plus douces sympathies de réciprocité, car il n'est donné qu'aux animaux féroces, aux tigres et aux ours, de vivre ennemis et solitaires.

Et pour preuve que la méchanceté humaine n'est qu'une perversion opposée à notre nature, une lésion maniaque, une dépravation de l'appareil nerveux, ou la corruption d'autres organes, c'est que, plus un individu se porte bien, ou jouit du bien-être, plus il est disposé aux sentiments de bienveillance, comme dans la joie, le plaisir, l'espérance, la géné=

rosité de la victoire, et surtout dans l'amour, surabondance de bonheur et de vie.

Parfois cette dépravation du moral prend sa source jusque dans l'enfance, lorsqu'on élève avec brutalité un être innocent : rebuté par des châtiments, cabré par de révoltantes injustices ou la cruauté, alors s'enfonce dans cette ame neuve, inexpérimentée, le ressentiment. Ne voyant plus dans la vie que le règne de l'iniquité, elle rendra désormais à d'autres les tourments immérités qu'on lui fit supporter. On devient pervers lorsque tout le monde paraît pétri de méchanceté, et qu'être bon c'est rester dupe. Cette aigreur fixée dans les entrailles, altérant le mode naturel de la sensibilité, envenime les centres nerveux, au point que des germes de maladies mentales s'y développent souvent, et s'y ancrent même pour le reste des jours.

Au contraire, la *bonté* étant la santé morale, prolonge celle du corps : et ne voyons-nous pas que plus l'homme est vigoureux, comme l'enfant jovial, plus il a les humeurs douces et gaies? Une bienveillance amicale se lit sur le visage de tous les êtres bien portants et robustes ; le plus sain et le plus heureux serait aussi le meilleur de tous, et on attribue à Dieu la suprême bonté, comme la suprême puissance.

Il y a donc harmonie nécessaire entre les mœurs et la santé. L'instinct de nature dispose le cœur à la bonté, comme on l'observe parmi les jeunes animaux, et les personnes naïves ou sincères qui s'abandonnent aux impulsions spontanées d'une ame pure, chez les peuples simples et sans raffinement. Sans doute, les intérêts compliqués de notre civilisation, au milieu de l'intrigue, de la duplicité, dans les cours surtout, contraignent sans cesse à faire mentir les caractères; pour atteindre aux faveurs et à la fortune, on devient secrètement envieux, jaloux, méchant. Cette réaction formidable des passions concentrées dans nos entrailles, déprave ou désorganise l'instinct naturel. Ses innocentes inspirations ne sont plus comprises, et des maladies cruelles deviennent la triste récompense de ses égarements. Jusqu'à l'animal domestique, dévié de ses propensions innées, il subit plus d'affections que sa même espèce sauvage et se guérit moins facilement, tant il est dépaysé dans ce monde nouveau qui ne lui présente que des étrangetés.

Que faut-il dans la plupart de nos maux? retourner à la nature dont on s'est écarté, car l'instinct enseignant la voie de bonté (comme de la modération et de la sagesse qui en sont les éléments) dirige vers la satisfaction physique et morale.

La médecine ne comprend guère que des dérangements matériels, parce qu'ils sont manifestes, comme sources occasionelles des maladies; cependant il serait temps d'étudier celles que l'homme achette au prix de ses malignités, de ses aberrations mentales. On a dit que certaines lésions des poumons disposent à des excès voluptueux, comme des affections particulières du foie au penchant vers le suicide, et comme les dilatations anevrysmales du cœur ou des gros vaisseaux suscitent des rêvasseries habituelles; mais n'a-t-on pas pris souvent les effets pour les causes? Combien de soucis, de tourments d'un esprit ambitieux, font germer d'affections hépatiques! Combien de débauchés ont payé leurs erreurs par de mortelles maladies de poitrine, par la phthisie tuberculeuse! Pourquoi une âme saine dans sa bonté ne tendrait-elle pas à régler avec plus d'harmonie le jeu de l'appareil nerveux, et à rendre les fonctions corporelles aussi bien équilibrées qu'elles? Ne voit-on pas, dans les maladies, la vigueur se rétablir à mesure que les inquiétudes et les fureurs s'appaisent et sont remplacées par la gaité ou d'heureuses espérances?

Il faut l'avouer, l'anatomiste, le physicien de nos jours, habitués à ne considérer, à ne toucher que des parties matérielles, ne voient souvent dans nous qu'une fabrique dont ils étudient fort bien les contrepoids, les leviers et les rouages, comme autant de ressorts mécaniques qui entraînent tous nos actes dans un jeu automatique; nos passions, nos propensions, nos facultés intellectuelles même paraissent à leurs yeux tellement un ébranlement organique, qu'ils penchent à nous croire une sorte de statue condamnée par la fatalité à subir une série d'actions de nutrition, d'accroissement, de génération, etc., comme à émettre une certaine quantité d'idées.

Les psychologistes, d'autre part, considèrent l'ame humaine comme un principe spirituel éminemment spontané et volontaire, qui ne se gouverne que d'après son libre arbitre, par la comparaison des objets ou des raisons; ils sont tentés de regarder le corps comme étranger à nous-mêmes, en sorte qu'on devrait être toujours le maître de ses passions, et inaccessible à tous les penchants de la nature physique.

Mais il est évident que ces opinions extrêmes ne représentent pas l'homme entier; chacune ne le peint que de profil; pour former le tout il les faut réunir, puisque nous possédons deux natures. En effet, considérons les rapports qui les rattachent. Tous les premiers essors de l'ame sont expansifs et généreux, dans la jeunesse qui ne vit que pour aimer; ses instincts sont vifs; son cœur ardent, magnanime, s'élance au dehors et embrasse la vertu : tout aspire à s'accroître, tout déborde de santé et de vigueur. Au contraire, les penchants du corps ramènent vers lui-même, à un froid calcul d'égoïsme, aux réflexions timoreées et avares comme dans la vieillesse, qui, se défiant de tout, ramasse au-dedans d'elle sa vie, parce qu'elle redoute la mort. Alors, l'ame se crampone pour ainsi dire au corps; dans la jeunesse, c'est le corps qui se sacrifie pour l'ame.

Il y a donc en nous deux puissances antagonistes, manifestant trop souvent des intérêts opposés. Combien de fois a-t-on peine à dompter ces affections brutales qui font fléchir de nobles ames vers les plus ignobles excès, ou cette sorte d'élan des organes pour des voluptés qui tyrannisent notre raison et obscurcissent la lumière des plus purs instincts! Devant satisfaire à deux genres de besoin, ceux du corps et ceux l'intelligence (accouplement incompréhensible de l'ange et de la bête, pour ainsi dire), l'homme tantôt succombe bassement en criminel, tantôt se relève en héros. Qu'il possède en effet ce sublime instinct, ou si l'on veut, cette grâce divine qui le fait immoler à la vertu, qui le transporte à la gloire, aux plus généreux dévoûments pour son pays ou pour la science, pour l'espoir de l'immortalité, il vit hors de lui-même par la pensée, il a faim d'illustration et de renommée non moins que d'aliments corporels, et pour lui c'est toujours exister que s'ensevelir dans un triomphe éternel.

On comprend donc mal l'homme lorsqu'on ne veille qu'à la structure de son corps; le plus humble berger conserve encore cet amour-propre moral qui se révolte contre l'humiliation. C'est l'ame qui sent sa noblesse originelle, qui ne peut subsister opprimée dans une complète abjection. Là même éclate encore un instinct tutélaire, puisque l'homme abjurant tout amour-propre ne serait désormais qu'un cadavre.

Ainsi, la nature humaine, différente de celle des animaux, réclame, pour maintenir la plénitude de la vie, deux genres d'intérêts, et l'intervention des instincts moraux comme des instincts physiques. Nous seuls pouvons être malades et ressuscités par l'influence nerveuse. On ne peut pas rassurer un chien, un cheval malades ; il faut ranimer l'homme par la confiance, plus efficace que les remédes, ou d'abord médicamenter l'ame en fortifiant ses éléments conservateurs. Ceci est d'autant plus nécessaire, qu'on peut mourir par le seul effroi de la mort, et que beaucoup d'êtres délicats ou faibles pâtissent bien davantage des coups de l'imagination que des douleurs physiques elles-mêmes. Cette prodigieuse faculté attire les dangers qu'elle se représente déjà comme actuels ; et sa même énergie capable de tuer est aussi capable de guérir [1].

[1] C'est évidemment aux plexus nerveux du grand sympathique ou du système ganglionaire que viennent retentir toutes les affections conservatrices de l'individu, et reproductives de l'espèce humaine. Comme ce réseau nerveux se rattache par de nombreuses anastomoses à la moelle épinière, celle-ci devient pareillement centre des mouvements de la vie organique, ainsi que l'ont expérimenté Legallois, Wilson, Philip, et d'autres modernes physiologistes. Personne n'ignore que Lacaze, Bordeu, Buffon, Cabanis, Reil, et Bichat surtout, ont montré par diverses preuves que les passions résident dans le système des ganglions, le plexus solaire et les viscères appartenant à la vie intérieure (organique ou végétative), tandis que le cerveau est le foyer des mou-

vements volontaires de la vie animale ou de relation, comme des facultés intellectuelles.

On doit donc attribuer à ces nerfs inter-costaux, à leurs ramifications, à leurs ganglions, sortes de petits cerveaux (selon Johnston, Willis, Vieussens, Winslow, Bichat, etc.), les actes instinctifs, les penchants dont le but est la conservation de l'organisme. C'est cet appareil, disent Sœmmerring, Tiedemann, Lobstein, Broussais, etc., qui préside essentiellement dans l'enfance, chez les idiots, chez tous les êtres qui végètent plus qu'ils ne vivent. C'est lui qui, pendant l'état de maladie, suscite, règle les efforts critiques salutaires, lui seul qui rétablit l'harmonie dans le trouble et les désordres de nos fonctions vitales. Tous les phénomènes de la force médicatrice, ajoutent Tiedemann, Reil, etc., ne sont que des effets de ce puissant entrelacement nerveux, gouvernant spontanément et d'une manière automatique, indépendante de tout raisonnement, ou même contre la volonté (comme dans le vomissement ou d'autres excrétions curatives), pour la réparation de l'organisme animal. Cette sphère végétatrice, isolée, au moyen des ganglions, de la sphère animale ou volontaire, comme parle Reil, est donc le foyer des appétits, des penchants instinctifs, ou de ce sentiment interne qui veille à notre conservation, au milieu même du délire des passions et des maladies. Lui seul aussi préside aux fonctions nutritives, et domine les génératrices; il précipite ou arrête les sécrétions; il règne sur le cœur et la circulation du sang; lieu commun des branches diverses de l'arbre nerveux, il entretient le commerce de la sensibilité, de la vie, avec le cerveau et toutes les autres parties du corps, qu'il peut ébranler de spasmes convulsifs, soit dans les passions, soit dans l'hystérie, l'hypochondrie, les affections de l'estomac et des entrailles, les coliques, les vers, les mouvements fébriles, les actes sympathiques. Le ciel et l'enfer, pour ainsi parler, ont leur siége dans cet admirable réseau nerveux, qui, enlaçant toutes nos fonctions, les fait vivre et les fait mourir.

CHAPITRE III.

Des lois de la nature et de l'habitude, ou des effets de l'éducation sur la vie humaine.

Suivre les purs instincts corporels, c'est ne vivre que selon la nature brute : écouter les lois de la raison, c'est exister conformément à l'état de la civilisation. Le premier genre de vie est celui de l'*animalité*, le second appartient à l'*humanité* : il y a dans nous de l'une et de l'autre.

Nos penchants originels, dira-t-on, sont vicieux; il convient, dès l'enfance, de réprimer toute corruption primordiale, de trancher au vif dans cet égoïsme natal qui tend à tout rapporter à notre personne, à nous attribuer violemment ce qui est à notre convenance. Il faut qu'une éducation salutaire enseigne à réfréner nos penchants vicieux de gourmandise, de luxure, de fainéantise; et la colère, l'envie, la rapacité, et cet orgueil dominateur, cette cupidité envahissante, insatiable, qui n'aspire à rien moins qu'à s'arroger l'univers, s'il était possible. Telle est l'essence de l'animalité, laquelle deviendrait inconciliable avec un état social bien ordonné, puisque le principe indispensable de toute union politique consiste à céder de ses droits, à se renfermer dans le cercle de ses devoirs, afin de laisser à ses semblables des avantages égaux pour subsister. C'est pourquoi la morale chrétienne, qui recommande l'humilité, une charité réciproque, la tolérance et jusqu'à l'amour même des ennemis, avec le pardon des injures, est la plus capable de fonder des sociétés éminemment civilisées, comme elle est la plus opposée à la *nature brute*.

Nous sommes loin de nier l'importance, la nécessité même de l'éducation pour réformer des caractères dépravés et pervers : mais aurions-nous emprunté ces défauts à la constitution primitive du cœur humain ? Ceux-ci n'y auraient-ils pas été inoculés à la manière des virus ou des maladies contagieuses, puisque tous les autres êtres sont naturellement exempts des vices opposés à leur conservation mutuelle, au maintien de leur espèce ?

La divinité aurait-elle maudit et déshérité précisément la première, la plus noble de ses créatures par une dégradation radicale et innée, tandis que les brutes les plus abandonnées à leurs appétits spontanés naissent pures de toute corruption ? Est-il prouvé que les sauvages s'élevant d'eux seuls, grandissant hors de toute contrainte physique et morale au fond de leurs forêts, deviennent spontanément plus méchants ou plus criminels que la plupart de nos concitoyens si polis et si soigneusement corrigés ? La nature n'aurait-elle pas créé, au contraire, le cœur humain à peu près semblable partout, aussi-bien que les corps ? Nos défauts, nos travers, nos vices plus ou moins répréhensibles ne résulteraient-ils pas plutôt d'une multitude de conjonctures qui les insinuent ou de causes adventices propres à les développer ? Ainsi le Français, cette nation sans contredit la mieux policée, qui passait pour la plus douce, la plus aimable de toute l'Europe au XVIIIe siècle, n'a-t-elle point paru, dans le délire de ses révolutions, la plus féroce et la plus abominable ? Cependant n'est-elle pas aujourd'hui tout autre qu'elle fut au milieu de ces tempêtes politiques ?

Que l'homme naisse avec des passions, qui en doute ? Elles lui sont indispensables comme aux autres animaux ; et d'après l'étendue de sa sensibilité médullaire, il les poussera beaucoup plus loin que ne le peuvent faire les brutes ; mais pourquoi sortirait-il du sein de la nature tel qu'un monstre déjà sacrilége avant d'avoir agi ? Pourquoi deviendrait-il coupable en obéissant aux plus saints penchants que cette bonne nature plaça d'elle-même dans nos cœurs ? Par quel funeste privilége, seuls entre tous les êtres, serions-nous condamnés à une éducation toute factice, réduits à préférer un art douteux et mensonger, aux voies simples que l'instinct naïf nous inspirait ainsi qu'à toutes les créatures de ce globe ?

La dépravation des mœurs sociales, cette destinée également redoutable et infortunée a-t-elle été imposée aux nations les plus intelligentes, et l'invincible ignorance du sauvage devient-elle l'indispensable égide de son innocence ? Ne subsisterait-on heureux et sage qu'en se confinant dans la stupidité ? L'homme alors n'accomplirait pas toutes ses conditions d'organisation sur la terre ; créature éternellement mutilée, s'il avait obtenu les facultés les plus éclatantes sans les moyens de les employer, ou s'il était corrompu jusque dans sa moelle primordiale. Il est moins injurieux de penser que nous reçûmes en naissant les germes de toutes les vertus nécessaires à notre bonheur, et que nos erreurs ou nos fautes émanent du dehors, de même que les monstruosités résultent de chocs étrangers aux êtres vivants.

La nature des brutes ou leur principe vital étant moins parfait que le nôtre spécifiquement, il a moins développé aussi leur organisation, ou leur cerveau et les parties servant à l'intellect. C'est encore pour cela que nous avons reçu la station droite, la liberté des mains, tous moyens d'instruction, de travail et d'industrie. Ainsi nous devons seconder cette constitution naturelle, qui relève notre front vers les cieux, comme si nous étions formés, selon le phisophe Anaxagore, pour admirer les astres, céleste et religieuse patrie qui nous attire. Quelle impiété, quelle parricide ingratitude, dit Cicéron, d'abdiquer avec les animaux une si noble et si sublime destination, ou la sagesse elle-même, science de toutes les choses divines et humaines !

Le but d'une bonne éducation doit être de recueillir au centre encéphalique les principales forces de vie, afin de diriger nos diverses facultés et nos habitudes. Autrement l'homme, abandonné à une existence toute brutale, demeure long-temps *écervelé* ou sans jugement, sans raisonnement exact. Celui qui a reçu, au contraire, cette éducation conforme à notre organisme, devenant alors capable de bonnes directions vitales, sera manifestement plus sain, plus vivace que quiconque dissipe ses puissances et ses facultés dans le désordre, ou les évapore au dehors par tous ses sens.

La nature avait d'abord tracé dans notre centre médullaire, avec l'instinct et les directions primitives, les lois éternelles du sens commun parmi la république des intelligences. Ces facultés étaient dues, ou plutôt inhérentes à la première des créatures, reine de toutes les autres. Cependant des habitudes vicieuses, nées de notre indépendance même, et des notions erronées viennent effacer ces augustes empreintes de la vérité; tels que des manuscrits palimpsestes, les légendes plus ou moins bizarres, qui composent désormais la trame de nos connaissances acquises, ont recouvert les caractères primitifs de la raison humaine. Restituer les esprits dans l'état de pureté originelle devient en quelque manière une œuvre d'antiquaire. Il faut remonter aux instincts primordiaux ; il faut retrouver les vestiges de ces sentiments nobles, de ces généreuses pensées que la main de la nature avait pris soin d'inscrire jadis dans l'ame humaine; tel est le devoir de toute salutaire éducation.

Qu'un homme se compose sur un modèle, quelque parfait qu'il soit, ce n'est toujours qu'une copie. Mais si, loin de s'asservir à d'autres intelligences, même originales, il s'en aide comme d'instruments pour exercer sa raison, alors redevenu lui-même, sans affectation, il s'approprie le bien qu'il rencontre. Il apprend que nos expériences constatent, mais ne créent pas, et que les méthodes, comparables à des moules préparés pour imprimer la forme aux objets, sont vides par elles-mêmes; qu'il faut savoir sur toutes les choses quelque chose, et sur une seule tout, en ne s'adonnant essentiellement qu'à un ouvrage ou un art. Mais souvent un esprit audacieux, semblable à Samson, préfère d'être écrasé sous les ruines de l'édifice dont il ébranle les colonnes, plutôt que de ramper dans la captivité et l'aveuglement.

Il est donc une gymnastique intellectuelle qui

fortifie l'encéphale, lutte dont l'avantage consiste à rendre le bon meilleur, comme elle aurait l'insigne inconvénient de rendre le méchant pire. Par cet exercice bien approprié aux défauts, les corps difformes, ainsi que les esprits faux, redressent leur laideur. C'est que l'étude de la vérité étant une identification avec l'ordre de la nature, fait renaître à l'état régulier; elle attribue au moral ce qu'une droite conformation communique au physique, *la santé* et *la beauté*.

La faiblesse de l'homme, réplique-t-on, est telle qu'en s'éclairant dans un sens, il en reste toujours un autre nécessairement dans l'obscurité. L'ame a son côté nocturne de crédulités et de chimères; pareille à ces sphères empruntant leur lumière à l'astre du jour, elle offre tour-à-tour diverses faces à ses rayons, mais en vain, l'ombre dérobe sans cesse l'autre moitié de leur globe. Si l'esprit humain s'avance en un sens, il perd souvent de l'autre; puisque nos nouveautés ne sont parfois que l'oubli du passé, à quoi bon le torturer de recherches d'une utilité au moins problématique? Il expulse en vain cette ignorance originelle; adhérente à toutes les régions que l'étude cesse d'illuminer, elle se réfugie où finit le savoir. Il fallait pareillement à nos vices, comme aux mauvaises humeurs du corps, une sorte d'exutoire; ainsi jusque dans nos plus hautes vertus se nichent imperceptiblement l'orgueil, la vanité, inévitables compensations d'autres sacrifices. Nous ne dissimulons point ces accusations.

La faute n'en serait-elle pas à l'absence, dans la plupart de nos éducations, de cette direction primitive de l'ame humaine vers l'aurore de la vérité, comme de nos yeux vers l'astre du jour; direction si propre à redresser, à réveiller les entendements, en même temps qu'elle les rappelle vers leur innocence originelle, gardienne de la santé? Il y a dans nous un foyer divin par lequel nous jugeons de ce qui est bien et raisonnable. Cette lumière qui éclaire tout homme naissant ne nous attire-t-elle pas malgré les penchants corporels à tous les actes qui ennoblissent notre race? Le courage, la générosité, la force morale contre les passions viles, ne sont ils pas des ressorts essentiels à notre espèce? Ne dit-elle pas de sacrifier en mille occasions le corps à l'âme?

Quand même il résulterait un amoindrissement des fonctions digestives et génitales par des abstinences, et une propension à l'hypochondrie mélancolique, si c'est pour l'avantage du moral, l'homme se doit-il plutôt à son enveloppe matérielle qu'à ses facultés supérieures? Si la perfection de toutes les créatures consiste à obéir à leurs inspirations natives, pourquoi l'homme destiné à la pensée et tirant d'elle toute sa supériorité comme sa puissance, serait-il maladif, en se perfectionnant dans son éducation? sera-t-il exilé du paradis terrestre des sciences, pour avoir goûté les fruits de l'arbre du bien et du mal? Tout ce qui fortifie le centre nerveux, principal excitateur de la vie, ou l'encéphale, n'est-il pas éminemment salutaire? Serait-ce vivre avec force que de se montrer impotent du cerveau à la manière des idiots ou des brutes? L'homme seul, né à la Divinité, ne doit-il pas se destiner *naturellement* à la culture de son intelligence, à la philosophie, son plus sublime attribut? Puisque la nature ou la Providence nous permit de faire tant de dé=

couvertes dans les sciences et les arts, comme la navigation, la boussole, la poudre à canon, les liqueurs fermentées, etc., nous enrichit de tant de métiers et d'une immensité d'objets, sous chaque climat, sans compter ce que l'avenir nous réserve encore, sommes-nous coupables de suivre cette voie de perfectionnement? Sortons-nous de l'harmonie universelle, ou plutôt nous y conformons-nous en poursuivant la carrière de notre perfectibilité? Nous prouverons plus loin que telles sont au contraire nos destinées, et que toutes les connaissances de la vie conspirent au bien-être de l'homme, de même que tous les astres concourent à la clarté de l'univers.

Ainsi, ce que la lumière est à l'œil, la vérité l'est à l'entendement humain, qui se plaît à savoir, comme l'œil se plaît à voir. Ce que nous appelons *art, éducation* serait nuisible autant qu'il nous égarerait hors de l'ordre naturel! La société, toute l'industrie de la civilisation contribuant à la multiplication, au bonheur de la race humaine, ne sont-ils pas en effet un développement de nos instincts originels, dont on peut abuser, sans doute, mais purs par eux-mêmes? L'abeille qui associe ses travaux se déprave-t-elle en exerçant pour ainsi dire des arts, lorsque les unes sont consacrées aux œuvres mécaniques, les autres à la propagation? Le castor qui n'élève ses cabanes que loin de l'homme, est-il plus corrompu que celui qui vit solitaire, dispersé par notre tyrannie? Qu'on se défie donc moins des propensions essentielles à notre humanité; qu'on s'efforce moins de la réfréner comme si elle naissait atroce ou furibonde!

Redresser la nature n'est point la contrarier, c'est

la servir, comme un arbre dont la sève s'égarait, aspire à la faire utilement rentrer dans ses canaux. Il suffit de montrer le vrai à notre nature, qui s'y porte d'elle seule lorsqu'elle le connaît, de même qu'un membre déformé reprend sa figure normale avec facilité sous la main d'un habile orthopédiste. Il y a des monstres ; qui en doute? mais tout être bien constitué n'a besoin que de suivre sa voie; il suffit de l'éclairer, car une curiosité innée est à notre intellect ce que l'appétit est au corps. Puisque la nature humaine fut créée éminemment sociable, il était nécessaire qu'elle naquît essentiellement morale, et ne peut subsister saine sans être l'une et l'autre.

Épions l'enfance, en effet, avant d'être dégradée et souillée par des institutions corruptrices. [1] Que nous montre-t-elle d'abord? Cet âge innocent n'est-il pas celui de la vive gaîté, du mouvement, de l'insouciance, d'une franchise toujours ouverte, ardente, généreuse? Les enfants n'aiment-ils pas leurs semblables? ne recherchent-ils point entre eux la justice, l'égalité? leurs défauts ne sont donc pas sans

[1] Ce qui nuit à la bonne conformation du système osseux, par exemple, et de l'appareil cérébro-rachidien, ou des centres nerveux que contiennent ces boîtes osseuses, c'est l'oubli des soins d'une bonne éducation physique, et d'une alimentation suffisante et facile à digérer; c'est, de plus, une éducation intellectuelle vicieuse ou mal conçue et molle ou inerte, comme celle où l'on surcharge la tête sans former le cœur ou les sentiments moraux ; ce sont la masturbation et d'autres passions corrompues, à cette époque où elles fanent si promptement les fleurs de la vie. Ainsi, par de funestes déperditions de sperme, il s'opère une déviation, ou une inégalité d'accroissement, au temps de la puberté, en sorte que l'on voit naître la gibbosité, les contournements rachitiques, non moins pour les fonctions mentales que pour les corporelles.

vertus, et le genre humain abandonné à ses propres volontés, comme il dut l'être aux anciens jours du monde, ne se montrerait point infidèle aux lois sacrées de la bonté qui préside à la conservation de tous les êtres.

Oui, s'il est un moyen de nous rappeler à la pleine santé, à cette vigueur primitive, apanage de toute créature accomplissant son instinct normal, c'est de nous dépouiller de tout ce qu'il y a de contraint, de factice, de faux dans les habitudes artificielles de nos éducations; c'est de ne rien opposer au libre ressort de l'ame dans ses élans généreux, par la contradiction des intérêts du siècle. Nature, vérité, harmonie des fonctions, grâce et beauté du corps, tout émane de cette délicieuse indépendance qui permet un développement complet aux forces du centre cérébral, comme aux autres organes; il ne faut pas plus de maillot et de langes à l'un qu'aux autres.

Car la puissance du physique est fondée sur celle de l'appareil nerveux, foyer de notre moral; celui-ci s'augmente par un exercice modéré, par la continence des plaisirs, qui rend mâle, et qui condense les forces vitales. La règle, l'ordre rhythmique des recettes et des dépenses de l'organisation résulte ainsi d'une éducation conforme à notre suprématie.

Disons plus : sans doute les accoutumances facilitent le jeu des organes et en augmentent l'énergie; il y a meilleure digestion quand on prend à ses heures réglées des nourritures usitées. Tous les autres actes de notre économie, le sommeil, le réveil, le travail de l'esprit et du corps, les excrétions, etc., s'exercent avec plus d'aisance, de salubrité, de perfection en s'accommodant à des retours réguliers, par une éducation prolongée. La coutume devient ainsi pour chaque individu sa meilleure loi de vie, à tel point que des choses malsaines par elles mêmes, mais auxquelles on s'est familiarisé de longue main, agissent alors comme bienfaisantes, en sorte qu'on ne peut plus s'en passer : par exemple, du tabac, de l'opium, etc. Des vices même perdent une partie de leur nocuité par cette accoutumance de la constitution à les tolérer. Employons cette merveilleuse propriété de l'habitude à nous endurcir aux travaux, à la douleur, aux intempéries, à tous les accidents inévitables de notre condition. Voilà les utiles conquêtes d'une bonne éducation, puisqu'elle peut, à l'aide de ces salutaires accoutumances, dompter nos plus vicieux penchants et nous faire don des victoires les plus difficiles!

Qui ne croirait, d'après ces heureux résultats, que la règle sévère de la coutume doit présider à tous les actes de notre vie; qu'il en faut porter sans cesse le joug bienfaisant, la préférer même à la nature, à laquelle elle se substitue au point de la remplacer ou de la repêtrir en une nouvelle nature? C'est ce qu'on recommande généralement. Rien pourtant n'est moins convenable à notre essence, qui consiste dans l'amour de notre liberté naturelle. Quiconque s'astreint à cette vie trop fixe, se restreint, s'emprisonne lui-même dans ses limites. Les habitudes deviennent autant de lisières ou de béquilles pour soutenir les faibles et les boiteux. Que le valétudinaire ne mange qu'à ses heures; qu'il s'étaie de cette puissance des retours périodiques pour susciter les fonctions de son estomac, comme celle des autres organes. L'homme sain qui se condamnerait à ne pouvoir jamais agir, penser, se nourrir, veiller ou dormir qu'à ses heures prescrites et sans la permission d'une habitude, ne s'appartient plus; devenu machine à ressorts, il est démonté hors de son moment propice, et l'heure même de ses amours est sonnée par sa pendule. Une telle mécanique peut elle subsister sans dérangement au milieu des chances multipliées de l'existence? Je conçois que des citadins, de vieux célibataires, aient leur ménage ordonné avec une telle régularité, que pendant quarante ans, ils exécutent ponctuellement la même chose tous les jours que le ciel leur accorde; mais si peu qu'ils se dérangent, les voilà malades et aux abois, payant de rudes amendes, punis pour avoir enfreint l'autorité despotique de leur règle. Ces gens sont au couvent chez eux, et certes ils ne vivent pas plus long-temps, par ces entraves, que les autres hommes par leurs déréglements et leurs extravagances.

Il y a donc quelque chose de mieux encore que les meilleures coutumes, ou l'éducation même la plus austère, c'est de rester fidèle à son indépendance; c'est de préférer ce qui nous plaît, ou notre volonté (en tant qu'elle n'est point malfaisante), à des objets plus salutaires. Mais communément on erre à cet égard, puisque si l'instinct, ou nos désirs s'attachent à des choses nuisibles, ce n'est plus la véritable nature. Voilà déjà l'influence imperceptible de mauvaises habitudes; voilà le résultat d'erreurs antérieurement acquises, ou venues du dehors.

Que l'on écoute, en effet, les caractères les plus heureusement constitués, ces tempéraments de l'optimisme, chez lesquels toutes les fonctions s'opèrent sans effort et d'un concert unanime, leurs instincts primitifs sont droits, leurs sentiments pleins de générosité. Tels sont en particulier les sanguins, quoique les autres complexions en soient ou en deviennent aussi plus ou moins susceptibles. Le *génie* ou une vive intelligence, pour les fonctions de l'encéphale, la *bonté*, acte normal de l'appareil nerveux du grand sympathique, voilà le résultat de l'harmonie, ou d'une simultanéité correspondante entre nos facultés internes et externes; mais l'erreur, la duplicité, l'inconséquence, la perversité, de même qu'un développement inégal ou maladif, deviennent les tristes fruits du désaccord entre les fonctions des deux systèmes nerveux, cérébral et trisplanchnique.

L'art ne doit s'employer qu'à nous réintégrer dans la voie naturelle. En effet, l'éducation qui nous relève est la plus conforme à notre supériorité; sa mission est de fortifier les organes encéphaliques, distinctifs de notre seule espèce. En refrénant ceux qui n'appartiennent qu'à la simple *animalité*, on se rehausse dans *l'humanité*.

Ainsi, manger, dormir, engendrer, étant des fonctions rabaissantes du système nerveux trisplanchnique, et desquelles notre espèce ne peut jamais s'affranchir, ces actes qui dominent la brute, doivent, dans l'homme adulte jouissant de ses facultés, se subordonner aux actes, d'une volonté éclairée et vertueuse. Tel est le véritable but de la race humaine, si fière de la prérogative de sa raison, qu'elle ne peut pas l'abdiquer sans descendre au rang de l'animalité. L'une des distinctions les mieux fondées entre les hommes est donc celle de l'esprit, comme l'une des injures les plus humiliantes est pour eux la qualification de *bête*. Aussi toutes les nations du globe, depuis les âges les plus antiques, s'élancent dans la carrière ascendante de la civilisation par un instinct spontané. Elles ne retombent vers la barbarie que par ces désastres de révolutions et de discordes si funestes à notre état naturel, puisque nous avons reçu un appareil nerveux le plus développé de tous, pour la sociabilité et l'emploi d'une intelligence dominatrice des autres êtres.

Que l'homme comprenne donc son devoir véritable sur le globe qu'il foule de ses pieds, tandis qu'il élève ses regards vers les cieux! Qu'il se considère comme le maître et le roi de cette planète, en laissant sa pensée s'envoler, par son essor naturel, vers l'immensité. Dépositaire d'un rayon immortel de lumière, semblable au miroir réfléchissant la splendeur du soleil, que son ame remonte sans cesse vers sa céleste origine; que, dédaignant les calculs de l'égoïsme, elle délaisse le fardeau des intérêts terrestres, ces passions abjectes du siècle qui saccagent la vie; que, dégagée de ses liens, elle nous allège de tous les soucis, de tous les outrages de l'existence.

Car l'homme, unique modèle entre les créatures, entr'ouvrant, par la force du génie, les voiles de l'avenir et les mystères de l'univers, a pu révéler au monde un Dieu. Lui seul a su comprendre les charmes de la vertu, de la gloire, de la sagesse et de la vérité, objets sacrés d'un éternel enthousiasme, dérobés à tous les autres animaux qui peuplent ce globe. L'être qui s'enivre dans les délices de ces contemplations, y puise le bonheur, la santé, la longue vie.

En effet, purifié des passions terrestres, désormais

inaccessible aux intérêts périssables, le mortel qui s'élance par le perfectionnement de sa nature dans ces hautes admirations, s'unit aux objets dignes d'un incorruptible amour. Ne touchant plus au sol que par les moindres adhérences, il participe à peine aux altérations corporelles, et toujours on a vu cette vie d'inspiration garantir de la plupart des maladies, défendre des contagions. Soit que la sobriété, la continence, la sagesse, ses compagnes inséparables, maintiennent l'harmonie et l'équilibre des forces physiques; soit que la tension de l'esprit, l'absence des voluptés, l'insensibilité des membres rendent ceux-ci indifférents aux chocs, aux secousses extérieures, l'expérience a démontré que les contemplatifs, soit religieux, soit philosophes, tous ceux qui florissent principalement par le cerveau, peuvent subsister long-temps sains, tranquilles et heureux, jusque dans les derniers rangs de la fortune et de la société.

La plupart des animaux, et les humains qui leur ressemblent, dissipant au contraire leurs puissances de vie par les sensualités du goût, des parties sexuelles, et toutes les concupiscences matérielles, se fondent, en détail, chaque jour : tels que des vases fêlés et entr'ouverts, ils laissent écouler et évaporer la liqueur précieuse qu'ils avaient reçue. Mais l'homme digne de ce titre, qui suit sa vocation originelle, recueille avec soin au cerveau, comme un nectar délicieux, les éléments de son énergie. Aussi l'être rationnel et méditatif, le plus riche en principe nerveux cérébral (relativement à la masse de son corps), est doué d'une longue vie, puisqu'il surpasse même l'éléphant et d'autres puissants mammifères par sa durée.

Or, la nature prescrivant à chaque être d'accomplir sa destinée par l'organisation même dont elle l'a doté, elle fait de notre race une créature morale, spirituelle, qui se dégrade toutes les fois qu'elle néglige d'obéir à cette loi de sa suprématie. Et voyez ces individus abjects et imbécilles, dont le front aplati se tourne en vain vers les cieux; ils n'y rencontrent ni un Dieu, ni le génie; viles excrétions de la fange, qu'ils retournent dans son sein, qu'ils y croupissent et l'engraissent de leurs cadavres!

Mortels sublimes, anges de la terre, passagers sur cette planète où vous vécûtes étrangers aux fureurs et aux attentats qui la ravagent, les cieux vous protègent, vous resplendissez dans votre humilité même au-dessus des couronnes et des empires! Heureux dans la simplicité de l'innocence, ignorant l'injure et les artifices de la fraude, tantôt douces colombes, tantôt aigles planant au-dessus de la foudre, vous contemplez à vos pieds les ignobles intérêts pour lesquels tant de créatures s'entr'égorgent. Qu'est, en effet, cette vie entre les abîmes de l'éternité, et ce globe à travers ces légions d'astres innombrables qui roulent dans les profonds espaces des cieux! Et nous nous croyons quelque chose! Alors nous méritons de mourir.

CHAPITRE IV.

De l'état de la sensibilité physique et morale, ou de l'emploi des excitants et des calmants, par rapport à la vigueur.

Quoique des individus puissent être égaux par la quantité de leurs forces vitales, lorsqu'ils sont bien constitués, l'aptitude de leur sensibilité n'est nullement pareille, puisqu'on en trouve d'apathiques, et d'autres doués d'une extrême susceptibilité physique, d'une activité morale énorme jusque chez des tempéraments en apparence identiques. Tel se montre infatigable pour les voluptés, tel autre froid et sévère ; celui-ci, bouillant, fait jaillir par explosion une mobilité toute expansive, tandis que celui-là couve ou concentre au dedans de profondes passions. Toutes ces dispositions, dépendantes de l'organisme, pour l'ordinaire, mais modifiables selon les âges, les sexes, les climats, le régime et les habitudes, influent trop sur la santé et le bonheur pour ne pas obtenir notre attention.

Quiconque est né avec le don ou le malheur d'une ardente sensibilité possède la source également fortunée et fatale des grands plaisirs et des grandes peines. Toutefois, cette capacité de sentir beaucoup, si elle promet des délices, et même les éblouissantes faveurs de l'esprit ou du génie, consume aussi plus rapidement l'existence, puisqu'elle fait éprouver la douleur avec des tourments plus rigoureux. C'est donc, au total, une infortune réelle, quoique la na=

ture la compense d'ordinaire par les plus éclatants priviléges : en effet, le mal nous est plus ennemi que le bien ne nous est ami. Celui-ci devenant en quelque sorte essentiel à l'organisme, nous tenons moins de compte du bien-être dans la santé que nous ne nous plaignons de la souffrance dans la maladie. Il semble que le premier nous soit dû, et que jamais la seconde ne devrait nous atteindre. De même, au moral, la plupart des hommes se trouvent plus cruellement blessés par les injures ou les critiques qu'on ne les voit charmés des louanges : ils se les adjugent déjà d'eux-mêmes si naturellement!

Diminuer la somme des douleurs comme celle des jouissances, c'est donc ralentir la dépense de la vie et économiser nos années. Voyez ces créatures apathiques, lourdes et grossières machines que rien n'émeut, dont les fibres épaisses ou inertes comme celles des troncs d'arbres, résistent également aux impressions caressantes les plus voluptueuses comme au choc écorchant qui les froisse. Sans doute le Caraïbe impassible aux tourments, le Tartare endurci aux glaces du septentrion, le paysan dont l'écorce est desséchée et gercée à l'air et au soleil, vivront robustes, inébranlables sous les coups de l'infortune, comme sous le fer qui les déchire ; mais rester presque inaccessible aux douleurs, est-ce vivre heureux ? Et végéter en brute pendant un siècle, est-ce profiter de l'existence?

Toutefois ces questions ne peuvent se résoudre que d'après la position dans laquelle est né chaque individu. Placez cette femmelette délicate, aux fibres agacées, à la peau fine et molle, au milieu des frimats, des outrages d'un climat tantôt brûlant, tantôt rigoureux ; exposez un être débile, nerveux, tendre, aux coups, aux blessures, leur sort devient insupportable et mortel. Transportez cet épais manœuvre, ou ce cosaque encroûté, au sein des délices d'un palais, leurs fibres coriaces, leurs nerfs engourdis ne sauront profiter de rien. Il faut donc se mettre en harmonie avec les objets environnants, soit pour éviter les maux, soit pour savourer les jouissances. Quel bonheur pour l'homme civilisé d'être sensible, comme pour le sauvage de ne pas le devenir !

Par là nous est indiquée la route à tenir pour subsister le plus sainement et le plus heureusement sur la terre. Notre race, destinée à subir la mauvaise fortune encore plus souvent qu'à recevoir la bonne (puisqu'il y a plus de pauvres que de riches), ne doit point se trop attendrir, ni s'endurcir démésurément. Quiconque saurait associer à de profonds sentiments moraux la mâle fermeté du physique, possèderait toutes les forces dont notre nature est capable. Au don sublime du génie, il réunirait l'énergie du corps et remplirait complètement les fonctions dévolues à l'humanité. Il y eut toujours de l'utilité et souvent aussi de la gloire à tremper nos membres dans une vigueur inattaquable, comme à susciter dans notre ame une ardente sensibilité pour les vrais biens, si différents des voluptés vulgaires des sens.

Nous ne nous créons point, sans doute, mais il dépend de nous, jusqu'à certain point, de nous réformer, puisqu'on voit les uns s'amollir et d'autres se rendre âpres et cruels pour eux-mêmes, comme pour leurs semblables. L'enfance est la pâte ductile qu'on peut pétrir pour la douleur ou la volupté, la gloire ou la honte. Tel être apathique et inepte gagnerait à devenir fou, car on peut mépriser cette imbécillité, tandis que la folie suppose encore l'existence de l'esprit, d'une sensibilité vive quoique détraquée. La stupidité n'inspire tout au plus que la pitié, dégradation physique d'où l'on remonte difficilement vers l'estime.

Par exemple, le cretin ou tout autre idiot de naissance, soit par le rétrécissement du crâne et de l'appareil nerveux encéphalique, soit par toute autre cause d'énervation, ne sait que manger, dormir, exercer ses fonctions génitales, d'autant mieux que ses fonctions intellectuelles et sensitives sont plus amorties; salement accroupi dans ses ordures, la bouche béante, laissant distiller avec dégoût une salive gluante, il dévore goulûment toutes les nourritures qu'on lui présente; apathique aux mauvais traitements comme aux bons, sans idées, sans volonté, sans activité, il s'assoupit où il se trouve, se lâche sous lui, se livre brutalement, même en public à des actes obscènes; sa peau flasque et ridée, ses fibres mollasses, pâles, ses membres lourds annoncent sa profonde inertie, son incapacité de se suffire à lui-même; à peine s'il peut balbutier quelques mots, bien loin de savoir combiner deux idées; la complexion flegmatique, glabre, prédomine chez lui, comme on le reconnaît par l'engorgement du tissu cellulaire, des glandes et ganglions lymphatiques, la pâleur des chairs, leur flaccidité, la langueur de la circulation, la couleur blafarde des cheveux, de l'iris des yeux, etc. Tels sont, à divers degrés d'intensité, les habitants des territoires humides et froids, des vallons creux, encaissés entre de hautes montagnes, les peuples des pays bas, fangeux ou marécageux, respirant un air nébuleux, stagnant, et qui subsistent, au milieu d'épais brouillards, avec des aliments farineux ou pâteux, le laitage et le beurre, le lard, les racines, la pomme de terre, les polenta, et autres matières de lente et pénible digestion, en buvant des eaux croupissantes ou de la bierre, du quass, etc. Aussi portent-ils souvent un abdomen traînant, bouffi et volumineux.

Au contraire, voyez ces hommes des contrées ardentes et sèches, des sols élevés, des climats méridionaux : la plupart sont bruns, nerveux, comme les Arabes, les Maures, velus, maigres ou plutôt arides, mais animés d'une mobilité prompte, d'une énergie impétueuse dans leurs actions, leurs pensées, leurs paroles ; toujours bouillants d'impatience, leurs membres s'agitent et ne peuvent supporter un long repos ; leur tête fermente sans cesse, ils ont un cerveau bien développé, le ventre rentrant ; naturellement sobres, prodigieusement irritables au moindre sujet, ils s'emportent, ils s'enflamment par une sorte d'explosion subite ; ils dorment peu ; presque constamment sur pied, par fois infatigables, ils aiment la nouveauté, les voyages, les hautes entreprises ; aussi leurs fibres sont tendues, leurs caractères adustes, souvent aigres et piquants, même despotes et violents dans leurs volontés. Tantôt légers, inconstants, ils défont ce qu'ils ont fait, ou reconstruisent ce qu'ils ont détruit ; tantôt ils ne se trouvent bien qu'où ils ne sont pas, et se lassent aisément des mêmes fortunes qu'ils ont embrassées d'abord avec le plus d'engouement et de fougue. Ils préfèrent ce qui est hardi, aventureux et même fou, à ce qui n'est que sûr et raisonnable ; car ce qui est fort ou élevé, étonne ou éblouit davantage ; ce qui est sensé et prudent paraît timide et pâle. Aussi ces hommes usent d'aliments légers, sapides, de boissons spiritueuses, d'aromates agaçants ou âcres ; ils ont presque constamment le pouls exalté et sont consumés d'une sorte de fièvre nerveuse ; pour eux la prison est le pire des supplices, et leur amour-propre piqué leur fait braver la mort. Etincelants d'imagination, gonflés de vanité ou d'orgueil, ils aspirent à briller dans le monde, et les jouissances intellectuelles ou morales leur paraissent encore supérieures à celles du physique.

On comprend ainsi que les fonctions de l'appareil nerveux cérébral et spinal prédominent sur les autres chez ces êtres si sensibles et excitables, tandis que les viscères intestinaux, ou les fonctions nutritives et reproductives obtiennent la prépondérance chez les individus les plus stupides. L'estomac et le cerveau sont donc deux centres d'activité qui se contrebalancent, se disputent la suprématie dans l'organisme humain. Les personnes dont l'estomac est délicat ou faible sont communément sensibles et spirituelles ; car lorsqu'on digère trop bien, on pense trop peu et l'on sent faiblement. Il n'est pas impossible, chez des hommes bien constitués, de faire plus ou moins pencher la balance en l'un ou l'autre sens. *Quand le ventre est vide*, a-t-on dit, *le corps devient esprit ; quand il est rempli, l'esprit devient corps*. De même, jamais homme malade d'esprit ne se trouve en plus mauvais état que quand son corps se porte bien. Quiconque est de la terre, dit un auteur sacré, ne s'adonne qu'aux pâtures terrestres; quiconque est des cieux, s'élance vers les célestes demeures. En effet, avec un cœur bas, on montre bien rarement un esprit supérieur.

C'est pour cela que nous considérons comme des fonctions humiliantes ou honteuses celles d'engendrer, de manger avec excès, puisqu'elles ravalent les plus hautes facultés de l'intelligence. On regarde, en revanche, comme aussi nobles que sublimes, ces actions, ces pensées qui rehaussent le plus la dignité humaine, la générosité, la valeur, le mépris de la vie, toutes les vertus, les abstinences des voluptés et des passions dégradantes; telles sont encore les hautes méditations du génie dans les sciences ou les arts libéraux, qui n'ont pour récompense que la gloire ou la renommée.

Pendant l'ardeur de la jeunesse, une sensibilité virginale encore, affamée d'impressions par curiosité, par inaccoutumance, s'en empare avec impétuosité, se déploie avec amour, avec une ardente nouveauté sur tous les objets qui l'environnent. Combien n'est-on pas alors confiant, prodigue, téméraire même! Dans ce débordement de ses sentiments, on réfléchit moins qu'on n'aspire à jouir, comme dans une expansion de bonheur; ainsi la fleur aime à s'épanouir aux rayons d'un soleil délectable.

Dans la froide vieillesse, au contraire, la sensibilité, déjà épuisée avec des nerfs presque calleux, par le choc journalier de tant d'impressions, se resserre vers l'intérieur. Endurcis et trop expérimentés, les organes n'ont plus cet élan de curiosité, ces désirs de variété qui charmaient un autre âge; des nouveautés inaccoutumées contrarient, blessent des habitudes contractées par des membres désormais rigides, astreints et dominés par la routine. Replié sur soi-même, le vieillard devient égoïste, avare, retréci ; seulement il refléchit davantage avec circonspection et prudence ; il aspire moins à jouir qu'à recueillir avec un sordide intérêt les dons de la fortune.

Aussi la jeunesse vit pour aimer, tandis que la vieillesse n'aime plus que pour vivre ; lorsque celle-ci raisonne, la première est toute en sentiment ; toujours la poésie devança la philosophie. Les nations vieillies par un excès de civilisation deviennent, comme les individus, égoïstes, calculatrices ; leur société prend un aspect pâle et monotone ; la chinoise est ternie par l'affectation et les cérémonies. Ce ne sont plus ces passions profondes et tragiques, cette poésie de l'âme, cette chaleur d'imagination qui transportent les cœurs et enchantent les esprits ; on ne sait plus les émouvoir ; on préfère ces petites peintures du ridicule, ces scènes d'un comique froid et apprêté, ou ces tableaux d'un vain apparat, l'étalage de grands mots pompeux et vides d'idées, seuls capables de fixer désormais quelques instants des esprits blasés. Par la même cause, les enfants déjà bouffons ou ne s'adonnant qu'aux plaisanteries dénoncent déjà leur insensibilité morale ou un cœur froid : Quintilien n'attendait rien de grand ni de solide d'une sagesse si précoce.

Celui-là présage plutôt un caractère généreux, qui naît tendre, expansif et aimant, qui s'enflamme d'une ardeur intérieure, et dont le cœur palpite au récit comme au spectacle des actions magnanimes ; il verse des pleurs d'enthousiasme à l'aspect des objets sublimes : oh ! celui-là sera capable de profonds sentiments, d'héroïques entreprises. Peut-être a-t-il été formé, dans son malheur, pour la perte de ses semblables, tant les grands scélérats sont de la même trempe que les grands hommes ! Lorsque les funestes germes d'une mauvaise éducation pénètrent dans de tels cerveaux, le poison y fermente ; bientôt il infectera de son venin cette noble vie qui, née sous de plus heureux auspices, eût été la gloire des nations comme elle en a pu consommer la ruine.

Ces fortes ames, inspirées d'un ascendant prodigieux, entraînent dans leur sphère de moindres astres, auxquels elles communiquent leur splendeur ; aussi n'est-ce jamais que par les plus généreux sentiments et l'enthousiasme qu'on enlève l'unanimité d'opinion parmi les humains. Les plus terribles chances conservent même des charmes, lorsque la brillante auréole du triomphe embellit leurs dangers aux regards de ces ardents caractères : épris de l'amour de la renommée, ils ne considèrent qu'elle seule dans l'horreur des périls, et y gardent leur présence d'esprit. Cette véritable grandeur, toujours en raison inverse de la susceptibilité pour les petites choses, peut s'acquérir en se séparant, dans la solitude, de ces intérêts journaliers qui, pour ainsi dire, émiettent la vie. Notre sensibilité, bientôt agrandie en s'accumulant par cet isolement, et devenue plus forte, ne se trouve désormais en rapport qu'avec des sujets dignes d'elle. Alors, ravi par la contemplation de l'univers et de ses révolutions éternelles, à cette hauteur de réflexions, l'homme se relève plus fier, plus capable de vastes desseins ;

il écrase avec plus de mépris les objets périssables et ces ames communes qui s'attachent ou s'associent aux rouillures de la terre. Cependant lui-même, connaissantle peu qu'est le monde et l'existence, reste humble dans sa grandeur. Par cette aspiration aux magnificences célestes, il demeure inaccessible aux jouissances des sens comme aux terreurs de la mort : il vit tout entier dans la tête au sein des délices de ses victoires intellectuelles, et parmi les êtres sublimes rayonnant déjà dans l'impérissable triomphe de l'immortalité. L'exaltation cérébrale, ou cette encéphalite chronique de l'homme de génie, amortissant ses organes externes, peut les garantir, comme Socrate, de la peste elle-même. Archimède, Newton, étaient impassibles dans leurs méditations.

Si l'homme savait dignement admirer et remonter vers le séjour de l'Auteur de toutes choses, il se considèrerait comme un ange précipité des cieux ; étonné de sa dignité originelle et de sa chute présente, il aspirerait à ressaisir sa couronne et son empire sur ce globe ; il mourrait à lui-même pour renaître dans l'éternité. Mais ces nobles destinées ne sont promises qu'à peu de mortels ; les autres naissent pour instrument : c'est ainsi que la Nature, parmi les sociétés d'abeilles, de fourmis, de termites, plaçant à leur tête des êtres complets, réduit les autres à l'état d'ouvriers et de mulets, en leur refusant le développement des organes propagateurs, ou le don de s'immortaliser. Parmi les humains, ceux-là seuls ont du génie, qui accomplissent cette génération cérébrale, en perpétuant leur renommée : tels sont les princes naturels de notre espèce ; leur vocation, qui devient souvent une fatalité irrésistible, ordonne aussi le sacrifice de leur existence pour le bonheur de l'humanité.

A part ces caractères rares et excellents, mais hors de la proportion commune, lesquels sont un don trop souvent redoutable de la nature, et consument d'ordinaire la vie, cherchons le degré et le rhythme de sensibilité le plus convenable à la santé, dans un sort vulgaire ou médiocre.

Le froid engourdit la puissance nerveuse et en est l'ennemi; mais la chaleur, au contraire, vivifie et développe sa sensibilité; elle peut même l'exaspérer vicieusement [1]. L'habitant des régions polaires ou glaciales est l'opposé de l'homme des tropiques et de la torride. Les aliments gras, lourds, pâteux; les chairs, le sang, qui épaississent les humeurs et gorgent les tissus, ont rembourré les extrémités sentantes des

[1] Il est constaté, d'après les rapports officiels du ministère de la justice, en France, que les départements méridionaux présentent plus de crimes et de violences contre les personnes, que les départements du nord. Cette vérité est encore plus manifeste en Italie, en Espagne, et d'autres contrées du midi, comparées à celles du septentrion, indépendamment de la nature des gouvernements. On reconnaît en général que les passions sont plus développées, plus impétueuses, de même que l'organisme devient plus précoce ou fleurit plus tôt, par l'influence de la chaleur.

Pareillement, en été, la sensibilité du système cérébral est bien plus exaltée, soit que l'afflux du sang y devienne plus considérable, ainsi que l'annoncent des epistaxis, des congestions cérébrales, des méningites, des encéphalites, etc.; soit que l'irritation de l'appareil nerveux général soit accrue, comme le montrent les accès plus fréquents de manie, de délire, de frénésie, sous l'ardeur caniculaire que dans les saisons froides. Plusieurs animaux éprouvent des accidents analogues, comme la rage, la fureur, la mue, etc.

De même, c'est pendant l'âge de la plus grande tempête des passions, de vingt à trente surtout, que les crimes et les délits de tout genre sont plus nombreux; ils décroissent avec l'âge. Les femmes sont portées environ cinq fois moins aux crimes que les hommes.

nerfs, d'une sorte de coussin pulpeux, qui rend toutes les impressions obtuses ou les amortit. Au contraire, des nourritures maigres ou légères, poreuses, délicates; le sucre, les fruits doux, les aromatiques, les excitants, rendent les fibres du corps plus grêles, plus mobiles aux moindres sensations, et d'autant plus impressionnables, que les tissus sont amincis, tendus, moins humides, en sorte que les nerfs s'épanouissent presque à nu, sur toute la surface de nos organes.

Aussi les septentrionaux et d'autres peuples nés sous les frimats, dévorant beaucoup de chairs et de graisse, ont-ils besoin de revivifier leur sensibilité étouffée par la froidure et par ces aliments, à l'aide de boissons stimulantes, telles que les spiritueux; à peine si les vins généreux, l'eau-de-vie ou l'alcool dissipent leur inertie, les ressuscite de l'engourdissement, tels que ces animaux léthargiques qui s'assoupissent en hiver. Les plus violents irritants grattent à peine les sens d'un Sibérien; il le faut, dit-on, écorcher pour le réveiller. Un Tartare, avalant comme l'eau les plus forts *esprits*, ne s'enivre qu'avec d'énormes quantités qui tueraient un Italien, un Indou. Le régime de ceux-ci doit donc être tout différent pour ramener la sensibilité au rhythme convenable au climat; c'est pourquoi les peuples des pays chauds font tant d'usage de bains tempérants, de nourritures adoucissantes, sucrées, telles que figues, dattes, cucurbitacées, ou melons, pastèques, citrouilles; ou de mucilagineux, comme le gombo, et autres malvacées; les brèdes, les acides, etc. Non contents de rafraîchissants et d'humectants, ils fuient l'ardeur du jour dans des asiles obscurs où ils font la sieste, et de plus ils emploient divers narcotiques, tels que les préparations de chanvre, de bendjé, de solanées, des pommes de métel, et principalement l'opium, dont ils abusent sans cesse pour se plonger dans une agréable torpeur.

Quant à l'usage des épiceries, du poivre, du gingembre, ou du bétel, du cachou, etc., si fréquent aussi sous des régions ardentes, il devient indispensable pour stimuler l'inertie des voies intestinales, tandis que la chaleur attire les forces de la vie vers la circonférence des corps. Les odeurs dont ces peuples voluptueux s'environnent les charment pareillement, puisqu'elles excitent une douce ivresse qui calme leurs sens trop exaltés.

Les hommes robustes des contrées rigoureuses renferment donc la sensibilité au-dedans de leur cœur, puisque le froid cause la rétropulsion; leurs viscères digestifs obtiennent en revanche cette énergie prodigieuse, capable de dissoudre le lard rance des baleines et le suif, avec des chairs sanglantes, des poissons crus et glacés, à demi putréfiés. Il n'en faudrait pas conclure qu'une froidure modérée s'oppose à la sensibilité morale, en éteignant ou diminuant celle du physique; tout au contraire, les inspirations de la vaillance, de l'héroïsme, des mâles vertus, semblent sortir avec plus d'explosion de ces poitrines à demi glacées. Jamais les courages n'ont été plus indomptables, jamais la fierté n'a brillé plus audacieusement que chez les sauvages du nord de l'Amérique, les Scythes des déserts neigeux de la Haute-Asie, ces téméraires Scandinaves, ces Germains, ces Francs, nos généreux ancêtres, dont les exploits et la renommée sont connus de l'u=

nivers, qu'ils conquirent tant de fois. Et dans quelles autres nations de la terre brillent encore ces étincelles de liberté, de bouillante énergie, sinon chez ces hommes qui recueillent leur vigueur sous les cieux mêmes qui les endurcissent? S'il reste un asile à l'indépendance, à la civilisation, aux plus nobles espérances de l'esprit humain, c'est parmi ces nations valeureuses qui n'ont point courbé le front sous le joug de la servitude et de la mollesse de l'Orient ou de l'Asie, et que les rigueurs des frimats défendront toujours contre l'indolence ou l'abrutissement du despotisme. Encore quelques pas, et la Russie fleurira peut-être aussi pour la liberté; croyons-en le climat plus que des institutions asiatiques, hors de leur place naturelle, lorsque d'antiques boyards ont déjà relevé leurs têtes.

Ainsi la sensibilité s'exalte par la chaleur des climats, par des nourritures et des boissons excitantes, par l'expansibilité de l'organisation, surtout dans la jeunesse, par l'amaigrissement des tissus musculeux et cellulaire, qui accordent une suprématie à l'appareil nerveux, enfin par la débilitation des viscères digestifs dans la dyspepsie, l'hypochondrie ou la mélancolie, comme par la vie solitaire, la continence des plaisirs de l'amour et tout ce qui recueille nos forces morales. Rien ne vide davantage, n'évapore plus cette sensibilité, que l'abus de ces jouissances, la dissipation dans la société, l'intempérance des plaisirs de la table; car ce qui fortifie, engraisse, épaissit les organes digestifs, les muscles et les membres, ou augmente la matière du corps, refroidit, engourdit l'intelligence ou l'ame; de même l'ivresse, les narcotiques, les débilitants et les humec=

tants, la mollesse, le sommeil prolongé, l'inertie physique et morale, la froidure, la vieillesse ou l'énervation du caractère à force de sensations multipliées, blasent les sens, et jusqu'au cœur. Alors sans doute, on souffre moins, puisqu'on jouit moins pareillement; toutefois si l'on n'est plus en rapport avec les fortes sensations, l'on n'échappe guère à la susceptibilité pour les moindres. Les individus blasés deviennent principalement dans leur vieillesse hargneux, mécontents de tout, parce que tous les petits accidents de la vie les picotent, les exaspèrent sans cesse. Combien se croient héroïques, quand ils affectent de paraître furibonds! Dans leur incapacité et leur petitesse, ils s'aigrissent d'autant plus qu'ils ont moins de force, et leurs crispations nerveuses décèlent leur débilité.

C'est un témoignage de grande et profonde sensibilité que de se passionner peu; quiconque est robuste n'a pas besoin de déployer sa vigueur pour des événements vulgaires; tout au contraire, les personnes délicates, telles que les femmelettes, sont sans cesse transportées de colère, agacées de dépits ou de chagrins, de joies et d'amours; mille petites passions se donnent un bruyant rendez-vous dans leur faible cœur; mille tempêtes journalières, se remplaçant l'une l'autre, exaltent ou dépriment l'ame; de là cet intarissable babil, cette curiosité empressée, cette excitabilité sans cesse aiguillonnée par des riens, cet amour propre si tendre, que tout froisse et déchire. Les soupçons, les craintes, l'inconstance, les vivacités, les pleurs, les espérances, les regrets et tant d'autres faiblesses consument la vie en l'épuisant de détails; encore plus malheureux par leur impossibilité de s'y soustraire (en se renfermant dans eux-mêmes, afin de recueillir leur sensibilité dans la solitude), ils ne savent jamais rompre le cours quotidien de leurs susceptibilités, ni se séparer des objets qui les aigrissent sans cesse. Ce rhythme d'émotions, devenu chez eux un besoin, par l'accoutumance, ou par le genre de leur organisation débile, ou par le mode de leurs perceptions, peut néanmoins les exempter de fortes maladies, comme des orages désastreux des grandes passions; leurs idées se proportionnent à cette mobile petitesse; aussi leur rapidité débite promptement les forces journalières; rarement ils atteignent de longues années, parce qu'une irritabilité si âcre, si impressionnable, les dessèche, les rend très souvent malades; ils se traînent d'une incommodité dans une autre, plutôt qu'ils ne vivent.

La curation de ce type vicieux de l'excitabilité doit être empruntée à tout ce qui calme et fortifie l'économie; une alimentation solide restituera la vigueur aux viscères nutritifs et au système musculaire; le repos d'esprit, le sommeil, les abstinences des plaisirs, les exercices modérés, un régime humectant tout à la fois et restaurant, peuvent diminuer cette susceptibilité, cette tension ou cette mobilité des nerfs agacés; les narcotiques amortiront leur acuité intempestive, comme la gravité orientale succède aux spasmes convulsifs de l'irritabilité chez les asiatiques.

Et cette gravité, qu'il faut bien distinguer de la pesanteur ou de l'apathie, marque aussi la réflexion, la profondeur d'une sensibilité concentrée chez les hommes les plus magnanimes. Les caractères mâles conservent ce flegme impassible, ou même une froideur extérieure qui peut couvrir une ame forte et généreuse, tandis qu'une expansibilité trop rapide de sentiments, et ces excessives démonstrations d'affabilité, de politesse, de prévenances, d'attachement, ne signalent que de vaines affectations (une *sensiblerie*) qui cachent un cœur vide : autant Alceste tient à son honneur et à sa parole, autant le Philinte de Molière est prodigue de faux compliments [1]. L'abus de la société, qui exige ces perpétuelles civilités, a fait du Chinois le peuple le plus cérémonieux, le plus souple, mais le plus fourbe et le plus lâche de la terre, tandis que l'Anglais, souvent bourru, froid, roide, incivil même, déploie un plus fier et orgueilleux caractère. Aussi le Chinois stationnaire reste sans génie, l'Anglais libre obtient les fruits de son audace et de son originalité.

[1] L'homme fort n'affecte rien ; son cœur est la simplicité même. L'*esprit*, comme l'organe cérébral, est souvent double, on dirait qu'un de ses hémisphères joue l'autre, dans la duplicité. Plus l'homme a de sensibilité de cœur, plus il est vrai ; trop communément il devient faux à mesure qu'il a plus d'esprit. Toutes ces explosions de sensibilité affectée, cette extase de commande à l'aspect des œuvres de la nature ou de l'art, et tant de pures simagrées pour faire croire à un prétendu entraînement dominant, prouvent le vide de l'ame. Elle est d'autant moins pleine, qu'elle s'évapore davantage ; ces violentes expressions, ces phrases tourmentées rendraient le sentiment fugace s'il existait :

La sensibilité fait tout notre génie.

Mais l'*affectibilite* par les passions, si commune chez les êtres efféminés, les femmes, n'est-elle pas, tout au contraire, *débilité*, *épuisement?* Car l'être robuste, le grand homme, profondément sensibles, le sont ou le paraissent d'autant moins au dehors, qu'ils savent concentrer toute la puissance de leur génie dans l'ame : c'est la poudre bourrée dans le canon.

De même en recueillant davantage ses puissances nerveuses dans un foyer intérieur, il conservera nécessairement plus long-temps la flamme de la vie, que quiconque en dissipe follement les étincelles sur mille objets épars.

Ainsi le mode d'écoulement de nos facultés les plus précieuses doit être placé en première ligne pour la santé et la longue vie, puisque le système médullaire son réservoir ou sa source, est le gouvernement central de tout notre organisme.

CHAPITRE V.

Rapports des complexions et de l'activité ou de l'oisiveté des fonctions vitales avec la conservation de l'existence.

L'ÉLÉMENT nerveux cérébro-spinal étant reconnu le principal excitateur de l'animal ou le foyer de toutes nos facultés, les évolutions organiques qu'il détermine en nous modifient notre constitution, par la continuité de son action.

C'est ainsi que nos tempéraments, faiblement ébauchés dans l'enfance, acquièrent un relief ou des saillies prédominantes, au physique et au moral, par l'âge de la vigueur; puis à l'époque de la vieillesse, lorsque les mouvements languissent, notre organisme reprend l'uniforme apathie à laquelle nous ramène la caducité.

D'ordinaire, les constitutions les moins actives sont aussi les plus molles; car, faisant moins de déperdition par la transpiration, faute d'exercice, elles tendent à l'embonpoint, à la polysarcie comme par la vie sédentaire. Les tempéraments plus ardents ou plus vifs, au contraire, deviennent maigres, et même peuvent arriver par la sécheresse à l'atrophie et au marasme, bien qu'ils consomment beaucoup plus que des personnes corpulentes.

D'ailleurs, par le développement organique qui s'opère sans cesse dans le même sens, chaque tempérament atteint son *maximum* complet, à moins qu'il ne soit originairement contrarié par des causes capables de le faire dévier de sa route. Une complexion lymphatique blanche, par exemple, acquiert le *summum* de son déploiement chez les habitants des pays humides et bas, lesquels favorisent l'accumulation de la lymphe dans les tissus celluleux et adipeux. Un autre tempérament, tel que le sanguin, obtient ce surcroît de sang qui le rend rouge et même bleuâtre, à cause de la surabondance du liquide veineux; la constitution mélancolique brunit, jusqu'à prendre une teinte noirâtre de bistre, attribuée à l'atrabile ou plutôt au sang noir des veines-portes et du foie. Tous ces états de l'organisme, quoique diversement modifiés, accrus ou diminués suivant le régime, ou les circonstances, résultent de la direction primitive et du branle imprimé d'abord à l'économie, par l'appareil nerveux excitateur, d'après la prépondérance de certains concours d'organes.

C'est par la continuité des mêmes secousses que se propagent, dans les générations humaines, et jusque parmi les grands peuples, ces séries de mouvements organiques désordonnés, désignées sous le nom de *maladies héréditaires;* ce sont autant de complexions particulières acquises par une suite d'oscillations imprimées à l'économie; ainsi la folie, le crétinisme, la phthisie, la goutte, l'épilepsie, etc., peuvent se transporter dans les descendants comme un triste patrimoine, puisque les mœurs, les habitudes, jusqu'à certain point, se transmettent même par sympathie d'un corps à un autre, et de nation à nation.

Il importe tellement d'interroger par la volonté nos mouvements, lorsqu'ils deviennent irréguliers ou désharmoniques, qu'on peut, par cet effort salu=

taire, se garantir de la contagion de la plupart des maladies convulsives, comme c'est le propre d'une bonne éducation de nous isoler de la peste des vices du moral. Il ne serait pas sans danger de contrefaire long-temps la folie ou de simuler l'épilepsie; car on a vu de funestes réalités en devenir le résultat. Vouloir être sain, et discipliner ses actions en conséquence, devient certainement un moyen très efficace pour se conserver en santé, comme pour guérir les maladies, surtout les chroniques, si souvent le fruit de nos déréglements ou de notre intempérance. Ainsi l'on peut dire que notre ame, ou plutôt le principe de nos mouvements, étant bien ordonné dans ses actes et exempt de passions violentes, établit un cours régulier du sang ou des humeurs, une corrélation parfaite dans le cercle de nos fonctions; la digestion, les sécrétions s'opèrent avec harmonie, tandis que les maladies résultent des prévarications, de l'inégalité du concert du système nerveux; de là les personnes les plus sages et raisonnables sont généralement saines ou vivent long-temps.

Toutefois l'examen général des effets du mouvement et du repos nous dévoilera les avantages et les inconvénients propres à chacun de ces états, et leur influence sur l'organisme humain.

L'oisiveté, naturellement douce à l'homme, paraît être le but auquel il aspire sans de longs travaux entrepris pour se procurer la fortune. Il est si agréable de se faire servir, de n'avoir plus qu'à savourer les délices de l'existence sur les coussins où l'on s'enfonce mollement, que la paresse semble le comble de la félicité pour beaucoup de personnes, dans l'opulence surtout. Voyez même le misérable lazzaroni, le nègre étendu sous un ajoupa de feuillage, l'Indou à l'ombre du figuier des pagodes; par tout le globe, sous les climats chauds, le suprême contentement pour eux, jusque dans l'extrême pauvreté, consiste à jouir de cette indolence. Ils aiment mieux jeûner que de travailler, et le sauvage américain surcharge sa femme de labeurs, tandis qu'il fume gravement sa pipe en se balançant sur son hamac.

On nous représente les premiers humains placés sur la terre comme dans un paradis délicieux d'innocence et de loisir, recueillant les productions spontanées qu'offrait une nature féconde, seulement occupés, dans cet âge d'or, à chanter leurs amours, ou tels que des bergers au milieu des troupeaux qui viennent les enrichir sans peine des dons de leur laitage et de leur toison. Ainsi coulaient, sans fatigue, dit-on, de tranquilles et bienheureuses journées; la vie, ainsi ménagée, persistait plus d'un siècle; jamais les tourments de l'ambition, ni les maladies ne troublaient le cours de ce fleuve majestueux s'avançant lentement au travers des âges, et ne s'éloignant qu'à regret de ses rives fleuries. N'est-il pas enchanteur le temps que l'on passe ainsi couché sur la verdure, et n'oublie-t-on pas souvent les heures parmi ces asiles champêtres et rêveurs, auprès de la fraîcheur des fontaines, durant l'ardeur des étés? Ainsi la nature, nous rappelant à notre état originel, nous fait fuir les soucis des villes et les pénibles occupations de la fortune. Quel mortel harassé et comme meurtri des chocs d'une vie tumultueuse ne vient pas avec transport se plonger dans la paix profonde du désert, y ressusciter avec la santé, la fraîcheur et l'appétit?

Ainsi le navigateur, échappé aux tempêtes et au naufrage sur l'océan du monde, s'élance au port rempli d'allégresse. Ce repos, cette absolue ataraxie du système nerveux paraissent donc être la propension primordiale de notre race; car les animaux eux-mêmes, s'abandonnant à la simple nature, subsistent indolents et en paix au sein de leurs solitudes, quand ni le chasseur ni d'autres ennemis ne troublent leurs retraites. L'homme civilisé, lui seul, animal inquiet et ambitieux, s'agite en furieux sur ce globe qu'il dévaste par son avarice; esclave de tout pour tout envahir avec sa rage inassouvissable, il finit par se massacrer mutuellement dans ses brigandages et ses guerres, en inventant, par un art infernal, les instruments de sa propre destruction. Où est alors son bonheur, sa santé, sa longue vie?

Je l'avoue; à l'aspect de ces différences, qui ne serait tenté d'embrasser le repos? Et il en doit être ainsi sous des cieux prospères où la terre fécondée du soleil des tropiques fait éclore sans effort une nourriture suffisante pour des habitants rares, satisfaits de fruits sauvages. Les conditions de notre existence, dans nos contrées froides et stériles, deviennent bien autrement exigeantes, surtout pour faire subsister cette effrayante multitude d'humains, qui se reproduit sans cesse; gouffre toujours ouvert et affamé, hydre insatiable qui finirait par s'entre-dévorer dans la disette, à la manière de ces populations de sauterelles, de campagnols ou de rats qui parfois pullulent dans les champs, et qui, ayant tout ravagé, n'ont d'autre ressource que de se ronger eux-mêmes. L'amour, ou la reproduction met ainsi notre espèce aux prises avec les besoins, jusque dans les fertiles régions de la Mésopotamie, du Gange, de la Chine, pour multiplier les subsistances en même proportion que le nombre des individus s'accroît : heureux quand, par la suite des âges, la masse de la population n'entraîne pas, avec la famine, les pestes et la révolte, le renversement des sociétés les mieux policées !

Mais indépendamment de cette obligation extérieure qui nous astreint à des travaux, il en est aussi dans nous-mêmes qui nous impose le besoin de l'exercice, sans que l'état de notre fortune l'exige. Quelle est la constitution de ces indolents mortels, végétant langoureusement, étendus sur le sol qu'ils surchargent du poids de leur inutilité? L'inévitable ennui ne vient-il jamais semer ses épines sur l'édredon le plus voluptueux? Que pourrait-on dire de pareilles créatures, sinon qu'elles se réduisent uniquement au rôle passif de fabricateurs d'excréments? Et ce ne sont pas seulement les Hottentots. Combien de fois l'Indou, fatigué d'une oisiveté insipide, n'a-t-il pas souhaité, dans ce vide effrayant qui l'obsède, son anéantissement? Il vaut mieux, dit-il, être couché que debout, dormir qu'être éveillé, et enfin mourir que de vivre. Oui! vivre à sa manière; preuve qu'elle ne peut être naturelle, puisque la nature abhorre par-dessus tout sa destruction. Mais n'avons-nous pas reçu des mains pour le travail, un cerveau pensant et d'immenses désirs de curiosité dans notre ame, comme des passions dans notre cœur? Ces membres grêles et flasques de l'homme inexercé, ces articulations si mollasses, cette inertie de ses fonctions, de ses viscères, effets inséparables d'une paresse nonchalante, dans l'incurie, amènent la misère et la malpropreté. Cette langueur morbide cause le marasme, le dégoût et un dénuement des sensations actives, seules capables de réchauffer la flamme de notre vie; le cœur vide est réduit à l'égoïsme, l'esprit, abêti comme celui de l'Oriental par l'opium engourdissant de la nullité, s'évanouit stupidement dans le vague parmi les chimères de la superstition et de l'ignorance : telle est l'image de ces fakirs, de ces bonzes, de ces anachorètes, de tous les cénobites consacrés à une oisiveté éternelle! S'ils nagent dans l'abondance, comme plusieurs moines, ils ne tardent pas d'acquérir d'abord un embonpoint prodigieux qui les apesantit, puis tombent dans l'anasarque, la leucophlegmatie. Les liquides stagnants dans des tissus sans ressort gonflent énormément leur abdomen; ils périssent d'hydropisie ou étouffés d'apoplexie. S'ils se soumettent à de longs jeûnes, ils se dessèchent insensiblement; ces momies vivantes conservant à peine le souffle de l'existence, tombent dans une telle apathie, qu'à peine s'ils peuvent rendre leurs excréments; couvert d'une crasse hideuse, leur corps négligé devient la proie d'une vermine rongeante. Vieux de bonne heure, puisqu'ils se rident et brunissent, qu'un sang épaissi et noir croupit dans les méandres de leurs veines abdominales, par cette prostration des forces vitales, ils se rendent sombres, farouches ou mélancoliques; dans ce genre de vie malpropre et dégoûtant, leur foie, leur rate sont tuméfiés, squirrheux, et leur digestion devient très laborieuse. Rien ne paraît donc moins certain que ces longs âges attribués à quelques-uns d'entre eux, malgré leur sobriété; ou ce n'est que marasme, végétation, léthargie, car l'existence s'affaisse dans cet état accablant de privations, de complète abnégation de soi-même, sans excitants qui la ressuscitent. Les religieux, les célibataires oisifs sont, d'après les recherches de Deparcieux, bien moins vivaces, malgré leur insouciance et leur égoïsme, que les personnes mariées et les classes laborieuses, comme nous l'exposons plus loin.

La nature, d'ailleurs, ne nous appelle-t-elle pas au mouvement par son propre penchant? Voyez l'enfance, cette jeunesse bouillante qui ne peuvent demeurer en repos, et, dans leur impatience, rompent toutes les entraves qu'on oppose à leur turbulente activité : pour elles, la prison devient la plus rigoureuse punition. L'Européen promène sur tout le globe son inquiète et ardente curiosité : dès les temps anciens, on ne trouvait point d'armée qui ne contînt quelques Gaulois. L'Orient, l'Inde, les deux Amériques sont comme envahis par les hommes remuants de nos âges modernes. Tandis que l'Asiatique s'instale accroupi, les jambes croisées sur son divan tout un jour, l'habitant de nos climats se démène, tente les hasards, court à la chasse ou s'exerce à cent industries diverses, souvent par le seul besoin de dépenser cette impétuosité surabondante qui le tourmente. Je ne sais quel aiguillon secret stimule tant de mortels et les transporte, même pour leur ruine, dans mille entreprises périlleuses; il faut des jeux qui les secouent jusque dans leur repos, car l'esprit, non moins que le corps, est en proie à une éternelle inquiétude. Aussi cherche-t-on sans cesse à entretenir cette flamme de mobilité par des boissons spiritueuses, des aliments toniques, des désirs de prééminence et l'ambition des supério=

rités, soit dans les arts, les lettres, les sciences, soit dans la fortune et l'éclat des rangs; il faut se distinguer. Ainsi l'émulation, la concurrence animent d'une énergie perpétuelle les peuples les plus civilisés de la terre, les soulèvent dans la carrière des perfectionnements.

Qui ne croirait que ces secousses permanentes consument rapidement l'existence? Sans doute, tout mouvement trop impétueux détraque nos organes; tout abus de notre vigueur la corrompt ou la détruit, mais l'activité tempérée, un rhythme proportionné à nos facultés soutient au contraire les forces ou les perpétue; son ébranlement répartissant avec un équilibre salutaire l'énergie vitale, régularise et facilite le jeu de nos fonctions. Qui ne sent, par expérience, combien l'exercice augmente l'appétit, nourrit les muscles et rend le corps plus robuste, plus résistant aux intempéries de l'atmosphère, développe de la chaleur, raffermit notre système organique, avive enfin son alacrité?

Car rien ne fatigue plus que la paresse; dans son oisiveté, elle est toujours attardée, surchargée d'affaires indispensables à mesure qu'elle en fait moins. De là cette nécessité de se hâter lorsque ses besoins la talonnent: par cette alternative nuisible de travaux forcés avec des organes amollis sous un repos extrême, il s'ensuit une fatigue d'autant plus accablante, que le système y est moins accoutumé. Le paresseux passant de l'excès d'abattement à un excès d'agitation inusitée, en devient souvent malade, flétri, affaissé. Le moindre effort l'épuise, et il succombe sans courage sous le moindre mal, qui s'aggrave encore par cet abandon. Il est incroyable combien tous les ressorts de l'organisme tendent à se dissoudre par cet étrange relâchement.

Aussi, la paresse est l'une des principales causes du despotisme sous les climats chauds. L'asiatique adonné au repos a besoin d'esclaves ; il ne peut plus être mis en mouvement que par la terreur. Dominé par sa lâcheté, il s'en dédommage par le même empire qu'il déploie sur des inférieurs aussi lâches. Produisant peu, il devient avare comme les vieillards, et tombe dans le marasme moral aussi-bien que politique, parmi cette langueur de toutes ses puissances organiques.

N'est-il pas manifeste, au contraire, soit dans notre Europe si remuante, soit aux États-Unis d'Amérique, que le travail et l'industrie, compagnons de la liberté, la développent dans chaque état avec les richesses, à proportion de l'indépendance dont jouissent les citoyens? N'y naît-il pas des hommes plus courageux, plus hardis, plus robustes, produisant plus d'enfants avec une seule femme, et travaillant, mangeant bien davantage que ces chétifs habitants des Indes, de la Perse, des vastes régions au-delà du Gange, peuplées de timides esclaves, abandonnés à toute l'indolence du luxe et de la polygamie; hommes qu'il faut faire mouvoir à coups de bambou, laissant tout dégrader en ruines, et ne s'ébranlant qu'autant qu'il le faut pour ne pas succomber à la famine, sur un sol si fertile ! Aussi l'européen impose la loi, bien qu'en un petit nombre, à d'immenses populations, tant il se montre supérieur! Cependant la durée de notre vie n'est pas abrégée par cette activité, puisqu'au contraire les individus parmi nous les plus vivaces, sont des soldats, des labou=

reurs et manœuvres disciplinés à des exercices modérés et constants, soit du corps, soit de l'intelligence.

Le bonheur, dira-t-on, parmi des contrées chaudes, est de ne rien faire, comme celui des régions froides consiste à s'agiter même sans sujet. En cela, comme en toute autre chose, la nature humaine suit ses goûts, et si soixante années d'indolentes jouissances suffisent pour la vie du voluptueux Asiatique, il faudra quatre-vingts ans de durée à l'Européen laborieux pour obtenir péniblement la même somme de félicité sur la terre. Alors, qu'importe la différence?

Mais c'est précisément sur cette proportion de félicité qu'on dispute. La santé étant le type incontestable du bien-être, prédomine évidemment chez l'homme qui fait participer tous ses organes, toutes ses facultés à un exercice fortifiant et salutaire, plutôt que chez le paresseux, qui les laisse sommeiller dans un lâche engourdissement. Tout concourt dans cet être impuissant à la nullité même; son bonheur est tout négatif, tandis que l'homme actif emploie ses sens; il vit en plus, et le premier en moins. Ainsi la veille procure des jouissances plus réelles que le sommeil.

Si la nature nous institua pour la vie policée et ses plaisirs, si elle nous fit présent des moyens de nous perfectionner, et du désir immortel d'agrandir notre existence, ce n'était pas sans doute dans le dessein de nous rendre infortunés par de pénibles labeurs; elle n'a pas voulu nous accorder des bienfaits sans les acheter par des fatigues sans doute; mais tout dépend du prix qu'on met à jouir. Or, l'expérience montrant la supériorité indubitable de l'homme civilisé, dans ses jouissances et la durée de sa vie, sur le sauvage dénué de tout dans son orgueilleuse insouciance, la question est jugée en faveur de l'activité sur le repos ou l'oisiveté.

Parcourez toute la terre, et voyez quels peuples sont les plus libres et riches, ou des indolents Espagnols, ou des Anglais laborieux, ou du Nègre végétant sur le sol le plus fécond, ou de l'Européen arrachant à une terre marâtre mille productions délicieuses. Qui donne la propriété véritable, sinon le travail [1] ? La sueur n'est-elle pas le véritable engrais qui fertilise toutes les cultures? C'est le besoin, c'est le devoir de l'humanité d'exercer sa vie; l'homme seul a reçu l'instrument des instruments, ces mains industrieuses, mieux conformées que celles même des singes, et un cerveau pensant; lui seul, né impuissant et le plus débile des animaux, puisqu'il ne se suffirait pas seul comme eux, possède le don du travail et de la peine; la nature le forma le plus indigent pour lui attribuer l'empire et la conquête sur toutes les choses de la terre, des airs et des ondes, par ses associations.

Sans doute les brutes, dans leur jeunesse surtout, aiment le mouvement et jouent entre elles, cependant elles ne travaillent guère en commun, n'ont aucun projet, aucune action suivie, excepté des espèces sociales telles que les castors, les fourmis, les abeilles, etc. Mais l'homme, être social par excellence, naquit par cela même le plus laborieux, comme le plus industrieux de la nature; aussi dès son enfance, s'il ne peut rien faire, il périrait faute d'occupation, chose inouïe parmi les bêtes qui prennent au contraire la plupart du plaisir dans le repos.

[1] La richesse est du travail accumulé, dit Adam Smith.

Ce besoin de dissiper l'activité est tellement impérieux chez l'homme, qu'il est la seule espèce qui ait inventé des spectacles pour dépenser sa sensibilité, ou écarter cette oisiveté désespérante devenue pour lui un tourment insupportable : preuve irrécusable que l'homme possède un foyer d'activité et d'intelligence incomparablement plus puissant que n'en a quelque autre animal que ce soit, et marque de notre destination innée ou obligatoire pour le travail.

Cette même question est d'autant moins douteuse aujourd'hui, qu'au moyen des ingénieuses inventions de l'industrie, les métiers, les instruments, les machines à vapeur, l'emploi des animaux, etc., on sait obtenir d'immenses produits avec de faibles mécaniques; un seul enfant suffit pour faire manœuvrer telle usine qui épargne des milliers de bras, et procure un gain énorme sur la main-d'œuvre. On fabrique alors à peu de frais des vêtements, des ameublements et mille autres commodités de l'existence. Ces objets, si rares autrefois et réservés aux jouissances des princes, sont devenus à la portée du vulgaire, et relativement à la simplicité de nos ancêtres, nous nous traitons aujourd'hui en rois. On a reconnu, par des recherches exactes sur les lois de la mortalité, que la vie moyenne était maintenant beaucoup plus prolongée en Angleterre, en France, et chez toutes les nations jouissant des secours tutélaires de cette civilisation, heureux fruits du travail, des brillantes acquisitions du commerce des deux mondes [1]. Il mourait jadis un individu sur 25 à 30

[1] Voyez les Recherches statistiques de MM. Châteauneuf, Villermé et autres auteurs. Pour les États-Unis, voyez les *médical statistics* de Niles et Russ., New-York, 1827.

dans les grandes villes, chaque année ; à présent, on n'en perd plus qu'un sur 39 à 40, et cette proportion est encore moindre en beaucoup de pays les mieux policés.

En effet, des hommes proprement et chaudement vêtus, mieux logés, plus sainement nourris par suite des accroissements de l'industrie, des terres mieux cultivées, par leur subdivision, offrant une immense quantité de petites fortunes, lesquelles obligent davantage les familles à s'occuper, à vivre sobrement pour multiplier leur bien-être, la diminution de cette tourbe malheureuse de prolétaires, de cette lèpre de mendiants expropriés de tout bien dans les pays de grands propriétaires, et alors paresseux, tout concourt à l'amélioration physique et morale de l'espèce humaine par cet emploi salutaire du travail sous les gouvernements les mieux réglés, assurant des garanties à tous les genres de propriétés. Voilà des résultats incontestables que l'expérience moderne a révélés.

Et si nous plongeons nos regards dans un lointain avenir, la continuité non interrompue des mêmes efforts, ces améliorations successives, cette accumulation des labeurs utiles ne peuvent que promettre à nos descendants une progression toujours croissante de moyens d'agrandir leur sort sur la terre. Ainsi, plus fortunés que la brute stationnaire, nous héritons, dans nos édifices, nos canaux, nos routes, nos cultures, nos grands établissements manufacturiers, comme dans l'ordre et la police des cités, dans les œuvres du génie, de toutes les acquisitions léguées par nos ancêtres; nous devons y ajouter celles de notre âge pour la postérité. Tel qu'un fleuve magnifique, descendu des montagnes, épanche ses vastes eaux, à mesure qu'il s'avance au travers des campagnes qu'il arrose et féconde, ainsi le genre humain sur le globe s'écoule à travers les siècles, en agrandissant sans cesse sa population, ses richesses, ses connaissances; en déployant ses relations commerciales, en exploitant enfin le domaine entier de l'univers.

Heureux possesseur alors de ces bienfaits publics, l'homme individuel n'est jamais contraint, comme chez des peuples naissants, de tout fabriquer lui seul, de s'exténuer de fatigues pour parer à toutes les incommodités de la vie; chacun adopte parmi nous sa mesure de travail, ou préfère une vocation à son gré. Lorsque l'empilement social ou l'excès de concurrence obstrue quelques branches, l'ingénieuse nécessité fait d'ordinaire surgir une nouvelle industrie, ouvre une route inconnue. En effet, l'esprit humain féconde et devance par ses découvertes les opérations de l'ouvrier. Combien d'arts n'ont-ils pas reçu d'immenses perfectionnements de la science chimique! combien de métiers insalubres devenus par elle sans danger de nos jours!

Il est donc évident qu'à l'aide du travail et de l'expérience, les temps actuels offrent pour notre espèce en société une masse de bien-être supérieure à tout ce que connaissait l'antiquité la plus vantée. Ces illustres républiques de la Grèce et de Rome, où fleurirent les arts de la civilisation, ne procuraient le bonheur à quelques milliers de leurs citoyens qu'aux dépens des millions d'ilotes condamnés à les servir. L'oisiveté étoit l'apanage de ces orgueilleux patriciens, comme les fatigues et la misère devenaient le partage de peuples entiers assujettis. Comment cet état d'avilissement des uns et du regorgement de tous les biens chez les autres, eût-il pu consolider la félicité de l'espèce humaine, et prolonger le cours moyen des années? Les disproportions extrêmes des fortunes offrant des chances perpétuelles de révolution et d'attentats, ne se soutiennent que par la violence ; plus le pouvoir est despotique, moins il a de sécurité ou d'affermissement, puisque la crainte de celui qui commande et la haine de celui qui obéit sont des sources inévitables de peines qui ruinent la santé et la vie. La richesse corrompt l'un, tandis que la misère corrode l'autre.

L'équilibre est donc mieux établi dans nos âges modernes ; les travaux et le repos se répartissent plus également entre les classes de l'état. Une loi presque générale sur le globe a consacré, jusque parmi les nations suivant d'autres religions que le christianisme, un jour de repos sur sept, soit pour l'homme, soit pour les animaux domestiques [1]. Par ces intermissions salutaires, la vigueur se peut conserver longuement, et le cercle de nos jours s'achève en paix sur cette terre, pour transmettre en héritage, à nos enfants, cette grande chaîne de biens et de maux que nous a départis à notre tour la destinée d'une sage Providence.

[1] La semaine, ou l'attribution astronomique des jours aux sept astres anciennement connus, est une institution des Indiens, généralement répandue dans l'Asie et l'Orient. Dès les temps antiques, on avait reconnu la nécessité de laisser un jour de repos, après six, dans les travaux champêtres ; les bestiaux ont encore plus besoin que l'homme, de se reposer; les herbivores, surtout, se fatiguent plus tôt que les carnivores.

CHAPITRE VI.

De la vie nocturne et horizontale, et de la vie diurne ou perpendiculaire, relativement à la vigueur du corps.

Dans l'espace de chaque jour complet, ou du *nychthéméron*, les êtres organisés, animaux et même végétaux, subissent une période de veille et de sommeil, d'activité ou de repos. L'ordre naturel consacre le jour au travail, la nuit à la réparation des forces. Bien qu'il y ait des exemples inverses pour quelques animaux et certaines fleurs nocturnes, l'homme est une espèce diurne; sa santé s'accommode mieux des relations naturelles entre l'obscurité pour dormir et le jour avec les occupations. Il est l'animal solaire par excellence : né originairement sous les tropiques, de même que les singes, et ennemi du froid par sa nudité naturelle, il cherche l'astre du jour comme son auteur et son père; ses feux l'animent dans sa vieillesse ou sa langueur; ils excitent ses amours, et tout aspire la vie sous la lumière; la nuit est le prélude de la mort, car la chute du jour appelle avec le soir, le sérieux de la tristesse. C'est en quelque sorte le jour qui fait vivre, et les ténèbres aident à mourir.

Dès lors l'interversion de notre existence naturelle, mérite examen, non seulement par rapport à l'époque et à la durée proportionnelles du sommeil et de la veille, mais encore relativement aux situations horizontale et perpendiculaire, que prend le corps dans l'un et l'autre de ces états. Ceux-ci influent diversement sur notre constitution.

Sous des cieux brûlants, entre les tropiques surtout, l'ardeur du jour contraint les habitants à se cacher dans des appartements humides et obscurs, pour y faire la *siesta*, y prendre un léger somme; mais on veille au contraire pendant les soirées plus fraîches jusqu'à la nuit avancée; on passe donc une vie *sérotine*, ou demi nocturne, dans l'oisiveté le plus ordinairement. Tels sont aussi les vieillards.

Parmi nos contrées septentrionales, au contraire, il y a plus de tendance à rechercher le soleil. Dès l'aurore, le laboureur, impatient de reprendre ses ouvrages champêtres, de hâter les produits de sa culture, s'élance hors de sa couche et salue avec joie l'astre qui mûrit ses moissons. Mais aussitôt que le soir s'approche, le villageoise fatigué regagne sa chaumière et vient redemander le sommeil à la nuit. Il mène donc une vie matinale et laborieuse, durant la journée, ce qui a fait donner le nom de *journaliers* à plusieurs artisans. L'active jeunesse est matineuse.

Généralement, dans nos régions, l'on cherche la lumière du jour pour tous les travaux, tandis que la chaleur accablante de la zône torride fait préférer le demi-jour ou l'obscurité. Nous vivons la plupart du temps debout ou assis; les peuples des pays chauds, plus amollis ou plus abattus, s'accroupissent habituellement sur des tapis, s'étendent dans des hamacs ou sur des sophas. Avec l'opium, le tabac, les autres narcotiques, ils traînent leur cervelle engourdie au milieu des rêveries et de l'indolence. De là vient aussi leur disposition à la contemplation, au mysticisme, aux illusions dues à l'obscurité; ils la peuplent de fantômes, de divinités monstreuses dans leurs métamorphoses. Pour les Indous, le monde n'est qu'un spectacle d'illusions (le maya), la vie devient un songe perpétuel, un cauchemar fatigant, dont la mort nous délivre. Le Nègre ne conçoit le bonheur qu'accompagné de la plus complète léthargie, en s'étalant à terre sous un ajoupa de feuillage, et fumant sa pipe auprès de son amie. Pour un Européen, le bonheur consistera dans les jouissances sociales, en s'entourant de toutes les délices des arts et de l'industrie accumulées par la puissance du travail et de l'or. Ces jouissances nullement passives, comme chez l'habitant des tropiques, demandent du mouvement, de l'activité cérébrales, elles exigent du changement surtout, pour les rendre plus vives et, s'il se peut, toujours nouvelles.

Des habitudes si ennemies, entre les Asiatiques et les Européens, rendront à la longue leurs constitutions bien différentes, indépendamment des autres influences des climats.

Et parmi nous, n'existe-t-il pas aussi une population analogue à celle des contrées ardentes? Voyez ces sybarites indolents au sein de l'opulence et dans les plus hautes régions de la société, ils laissent au vulgaire la vie diurne; ils ne commencent presque à s'éveiller que lorsque le pauvre se couche. Telle grande dame, excédée du spectacle, du bal, des jeux de la nuit précédente, reste au lit jusqu'après midi, et n'est en état de paraître que vers la chute du soleil; dans ces maisons *comme il faut*, l'étiquette ne permet de se rendre visite que dans la soirée; à midi, il n'y fait pas jour; on ne vit bien qu'à ces lumières factices qui font briller l'éclat des parures et dissimulent les rides; c'est-là qu'étalé sur des divans voluptueux de mollesse, servi à souhait par la foule empressée des laquais, on passe les heures à jouer, à converser, à manger, à entendre de la musique ou suivre la scène des théâtres; ce n'est que vers l'approche de l'aurore qu'on songe à se retirer, et, légèrement balancés sur les ressorts pliants des voitures, ces mortels fatigués de leur existence vont se plonger dans des lits d'édredon, où ils se fondent de langueur pendant la moitié de leur vie.

La fortune superbe place donc ces humains dans une situation de corps et d'esprit analogue à celle des habitants des pays chauds; mais l'indigent habite toujours les contrées stériles ou glaciales de la misère, qui exigent un exercice continuel, et le déploiement toujours ardent de l'industrie. L'artisan, laborieux dès le matin, prend ses repas de bonne heure; il dîne avant midi et soupe avant la nuit; cet usage est commun dans les campagnes, tandis que parmi les villes, aujourd'hui surtout, on déjeûne tard, et l'on dîne à l'heure où l'on soupait jadis. Notre vie s'est successivement attardée, dans le cours de notre histoire : au temps du roi François Ier, on dînait à neuf heures du matin et l'on soupait à cinq heures du soir, selon que l'annonce cette rime :

Lever à cinq, dîner à neuf,
Souper à cinq, coucher à neuf,
Fait vivre d'ans nonante neuf.

Sous Henri IV, la cour dînait à onze heure du matin; c'était vers midi [1], d'après le témoignage de

[1] J'y cours, midi sonnant, au sortir de la messe.

Boileau, qu'était placé ce repas au siècle de Louis XIV; sous Louis XVI, on dînait à deux heures à Paris; le spectacle commençant à cinq heures et finissant à neuf, on soupait alors. Depuis la révolution, le changement du travail des administrations a fait reculer encore le dîner vers le soir, et le souper a été supprimé. A mesure que les jouissances de la société augmentent par les progrès du luxe, de la civilisation générale, les hommes empruntent des habitudes plus commodes, plus douces, plus analogues à la condition des peuples voluptueux de l'Asie, et ce symptôme qui semble ne nous annoncer qu'une amélioration de la vie physique, nous présage aussi une pente inévitable vers les gouvernements absolus des contrées ardentes. Les classes les plus fortunées se trouvent donc les premières entraînées vers le despotisme; elles en donnent l'exemple les premières, par ce penchant à l'indolence, qui a besoin de la servitude, pour aider les puissants à vivre.

D'ailleurs, afin de vaincre la mollesse et ses langueurs, il faut à l'administration du gouvernement des moyens coercitifs plus violents, parce qu'on n'agit plus par zèle patriotique, par amour du bien public. Chacun s'isolant de l'état par l'égoïsme de ses jouissances, l'empire n'est désormais qu'une proie pour quiconque en exerce des emplois, et pour les subordonnés, qu'un ennemi toujours prêt à extorquer leurs biens ou la liberté. Plus qu'on ne pense, il existe des secrètes liaisons entre nos dispositions habituelles, et les institutions politiques. Les mœurs qui résultent d'un genre de gouvernement peuvent le reconstituer à leur tour. Si l'esprit de travail appartient aux républiques, le dédain de l'industrie, de l'agriculture, du commerce, est dans les mœurs monarchiques. Celles-ci exigent donc, pour se développer, un climat fertile, chaud, où la terre enfante sans effort l'abondance, et entretienne cette indolence fatale; mais l'apauvrissement, l'urgence des travaux, la rigueur des saisons, la stérilité du sol, ramènent au contraire vers le régime populaire, avec l'existence matineuse, active et industrielle. Aussi, les gouvernements absolus qui favorisent trop les classes supérieures, ou réduisent la plèbe à l'état de prolétaires, sont placés sur un ardent foyer de révoltes, et voient la démagogie sans cesse menaçant le despotisme. Ils marchent donc dans un sens périlleux en croyant se fortifier; car c'est ainsi que s'achève le cercle des institutions humaines, par le retour à leurs contraires, quand on porte tout aux excès.

Aussi la diversité de tempéraments résultant chez les uns d'une vie flasque, couchée, renfermée dans l'obscurité, et chez les autres d'une existence laborieuse, toujours éveillée et debout au grand jour, elle constitue des hommes très différents. D'abord ces mortels engourdis de paresse voient allanguir toutes leurs fonctions; la circulation, la respiration deviennent chez eux plus tardives, le système musculaire se détend; les liquides, croupissant dans le tissu celluleux, engendrent des stases en diverses régions; le sang noir des méandres veineux abdominaux, en s'accumulant, dispose aux hémorrhoïdes; les lits de duvet très chauds qui enveloppent les reins font amasser en ceux-ci des dépôts de gravelle, comme la stase des urines dans la vessie concourt à former des calculs. Les congestions des viscères, l'atonie de l'estomac, le défaut d'élaboration des aliments, sous l'empire de cette inertie, disposent aux engorgements muqueux du mésentère, du foie, et à la cachexie. Le système nerveux acquerrait seul une prédominance redoutable, par le défaut de vigueur musculaire, mais il est lui-même énervé, soit par les jouissances que sollicite le lit ou la mollesse, soit surtout par l'afflux du sang noir amassé dans les sinus du cerveau, lequel dispose à la somnolence et entretient ce continuel état de rêveries, de demi assoupissement qu'on remarque chez tous les individus accoutumés à rester long-temps couchés. De là naissent enfin l'apathie et l'imbécillité.

L'homme qui fait donc de la nuit le jour, et qui s'ensevelit dans la mollesse, en conservant long-temps une situation horizontale, tombe à la longue dans l'étiolement, l'exténuation; il éprouve des vapeurs ou de l'hypochondrie; digèrant mal ou manquant d'appétit, il recherche des aliments épicés, âcres ou irritants; il devient ordinairement voluptueux et débauché, impropre au travail de corps, inepte à celui de l'esprit, puisque ses facultés intellectuelles s'engourdissent, et son système nerveux reste trop frêle et trop exaltable. L'exposition aux moindres variations atmosphériques dispose son corps si délicat aux catarrhes, aux répercussions de la transpiration; et c'est en grande partie à ces habitudes de mollesse, dans des appartements bien clos et chauds que tous les médecins de notre siècle attribuent la multiplication toujours croissante des affections catarrhales, parmi les nations vieillies de l'Europe actuelle.

C'est encore à la langueur de la circulation, de la digestion, due à cette vie horizontale, qu'il faut rapporter la surabondance de pituite qu'épanchent chaque matin ces paresseux, ces gros mangeurs qui se couchent l'estomac gorgé d'aliments. La digestion devient laborieuse, le sommeil agité de rêves pénibles, d'un cauchemar qui oppresse; des mucosités, des glaires mal élaborées farcissent leurs premières voies. Il faut alors les évacuer par des purgatifs, des *grains de santé*, des *élixirs de longue vie*, toutes drogues âcres et irritantes qui déterminent des gastrites chroniques. Le remède le plus efficace est au contraire le jeûne, d'autant plus qu'il convient de proportionner la quantité de nourriture à celle du travail, et que quiconque ne fait rien doit à peine manger, puisqu'il ne digère pas; il n'y a point de nutrition possible s'il n'y a point de déperdition correspondante. Aussi trop de sommeil rend lourd, maladif, faible, incapable de penser, de sentir avec vivacité, et généralement relâche, amollit, engraisse toute l'économie. Tout au plus, les vieillards, les êtres valétudinaires s'accommodent mieux de la vie horizontale; le lit devient pour eux ce qu'est une serre chaude pour les plantes des tropiques sous nos climats; comme elles, ils traînent plutôt une existence cacochyme, qu'ils ne jouissent de la santé.

Dès lors, on comprendra toute l'antipathie entre des habitudes si opposées que le sont celles où domine la veille et celles où règne le sommeil. L'homme indolent ou couché abdique son courage, il vit faible et triste comme le vieillard; le laborieux, toujours fort et tendu, comme dans la jeunesse, doit à son activité l'appétit, la gaîté. Endurci, desséché, noirci à un air vif au soleil, sa respiration, sa circulation sont bouillantes d'une fièvre de vie; ses muscles obtiennent, à l'aide d'exercices continuels, une vigueur exubérante, incompatible avec le repos ; il est pour ainsi dire tout membre, car son ventre est rentrant. Loin que le sang s'accumule vers l'intérieur du corps, il est réparti et diffus vers la circonférence, par l'énergique impulsion du cœur ; son système artériel, prédominant sur le veineux, entretient ainsi la chaleur, la vivacité dans l'organisme. De même, l'appareil nerveux excité par ce sang ardent, peut acquérir une sensibilité, une mobilité prodigieuses, à moins que l'appareil musculaire ou locomoteur, toujours tendu et ferme, ne lui dispute ou ne lui enlève cette supériorité de puissance.

Le Tartare, dominateur de l'Indou accroupi ; le guerrier robuste du septentrion et le timide méridional ; le vigoureux agriculteur de nos campagnes et le délicat citadin, la mâle vivandière et la petite maîtresse nous offrent des exemples de ces deux genres de vie. Chacun d'eux, poussé à l'extrême, peut nuire à l'économie et à la santé ; ainsi l'abus de l'énergie musculaire détermine des inflammations aiguës, les maladies des articulations ; l'impétuosité de la circulation engendre les hémorrhagies, les anévrysmes du cœur, des gros vaisseaux ; l'ardeur de la respiration est la source des plus funestes affections des poumons, de la phthisie, des tubercules, de l'hémoptisie, etc. Dans ces constitutions si tendues, si exaspérées, le système nerveux éprouve aussi ses névroses, la paralysie, l'apoplexie, la frénésie, les manies de diverse nature, les consomptions par l'excès de fatigue de tout genre.

Il est bien évident, toutefois, qu'il résulte plus de longévité de l'exercice, comme il existe réellement plus de solidité chez les constitutions diurnes, modérément actives, que chez les tempéraments qui s'affaissent dans l'engourdissement, ou qui croupissent dans des lits, des fauteuils, etc., avec oisiveté. Si les premiers consument plus rapidement l'existence, ils la retrempent par de nouvelles forces dans leurs viscères réparateurs, qui déploient l'activité digestive; les seconds, au contraire, dépensent mollement leurs journées : toutefois, cette économie si ménagée, rendant moins nécessaire l'alimentation, celle-ci devient piteuse de faiblesse dans ces estomacs languissants d'inertie. Plusieurs hommes de lettres, des ecclésiastiques, et tous ceux qui s'adonnent aux charmes d'une vie contemplative, s'ils exercent leur intelligence, sortent par là des conditions de l'indolence absolue : aussi peuvent-ils parcourir une assez longue carrière, bien qu'ils subissent nécessairement les maux de l'inaction corporelle. De même, cette multitude d'hommes si laborieux de leurs membres, mais qui, négligeant leurs plus nobles facultés, se réduisent au rôle de machines vivantes, n'appartient point par l'esprit au rang des êtres actifs; ils dorment du cerveau quand leurs bras s'agitent, et par là, du moins, ils s'épargnent des déperditions. L'ineptie, comme l'insouciance, est un bon viatique pour aller loin dans la vie. S'il y a des hommes de génie qui périssent jeunes par un excés de dépense d'esprit, des êtres stupides meurent plus âgés, de leur imbécillité même.

Il suit de là que ni l'existence léthargique, sommeillante, ni la vie turbulente, éveillée, et sans cesse tourmentée de travaux, ne peuvent, dans leur excès, procurer une pleine santé ni le bonheur.

Ainsi, tous ceux qui passent une vie sédentaire, comme les solitaires, les moines et les ecclésiastiques, ou dont le corps est humide, les femmes, les impubères, les individus dormeurs ou torpides, gorgés de sucs excrémentitiels, étant débiles, se trouvent les premiers atteints des maladies épidémiques et des contagions, surtout dans les révolutions des saisons, parce que leur constitution est molle. Lancisi attribue la grande mortalité des ecclésiastiques, et autres célibataires de la cour papale, au repos prolongé, comme aux abondantes ingurgitations de nourriture. Baglivi fait remarquer pareillement que Rome moderne, toute ecclésiastique, et fébricitante, qui a besoin de purgations diffère beaucoup de Rome, ancienne, toute guerrière, bouillante de l'énergie républicaine, et pleine de sang. Pareillement, les ouvriers et manœuvres, les charretiers et autres hommes de peine, fortifiés par l'exercice continuel de leurs membres, sont plus capables de résister dans leur vigueur à ces affections de débilité, mais ils subissent celles qui naissent de l'énergie des fonctions vitales, et succombent à des maladies aiguës non moins périlleuses.

Un sage équilibre d'occupations et de repos, soit de corps, soit d'esprit, s'accorde mieux avec nos facultés, en proportionnant notre nature au climat, au genre de gouvernement sous lequel nous sommes destinés à passer nos jours. La nutrition doit être également balancée d'après ce mode de nos exercices.

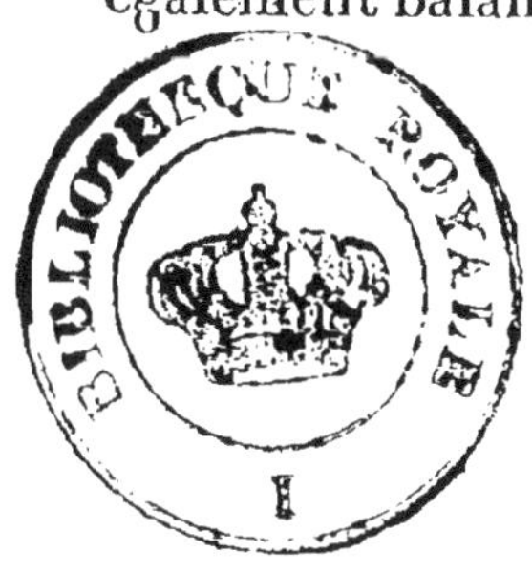

CHAPITRE VII.

Réflexions sur les règles diététiques prescrites dans le manger et le boire, par rapport à l'existence.

Chaque contrée, chaque partie du monde est la grande table qui présente ses nourritures aux nations, comme à tous les autres animaux ; les localités et leurs températures déterminent donc l'espèce, la qualité, et jusqu'à la quantité des aliments dont les hommes doivent user ; toutefois les coutumes particulières en chaque pays ou les lois religieuses et civiles y ajoutent diverses modifications inconnues aux autres êtres vivants. Ainsi l'homme n'est pas seulement le produit du climat qu'il habite, mais encore celui des matériaux dont il répare ou renouvelle son organisme ; tel est formé avec des poissons, tel autre de simples végétaux, tandis que celui-là est constitué plus éminemment de la chair et du sang des mammifères. Or l'aliment de nature multiple n'est pas tellement rappelé à l'unité homogène de composition du chyle par l'acte de la digestion, qu'il ne pénètre dans nos corps plusieurs principes indécomposés des substances employées, bien que nos émonctoires tendent à éliminer sans cesse tout ce qui ne sert pas essentiellement à la nutrition. Plus la puissance assimilatrice est énergique, plus elle devient capable de décomposer ces matériaux étrangers (ou même dommageables et vénéneux), au point que des médicaments violents, et jusqu'à des poisons, sont absorbés sans danger; mais l'aliment le plus sain, lorsqu'il ne peut être digéré dans des viscères trop débiles, devient cause de maladie, et même venin. Des peuples robustes du Nord avalent sans péril des tiges d'aconit-napel, tandis que le Malabare affaibli ne peut supporter dans son estomac la chair la plus délicate, sans risquer une indigestion mortelle.

Le lieu, la température, la coutume surtout, ont donc le privilége de rompre toutes les règles particulières, comme nous voyons les tempéraments, les idiosyncrasies, le genre d'exercice et la condition, faire impunément enfreindre les lois diététiques les plus recommandables, tellement que des individus se trouveraient fort incommodés de ce qui semble le plus salutaire. En cela, les régimes individuels ou appropriés à chaque constitution deviennent les seuls profitables, car la meilleure règle pour les hommes robustes consiste à n'en pas suivre d'absolue, en fuyant tout excès.

Mangez donc ce que vous voulez, dira-t-on, et buvez à votre goût; quoi de plus facile! Non sans doute. Tel crapuleux, échappé d'une orgie, dira que les vins les plus spiritueux ont pu l'enivrer quelquefois sans danger, que la chair la plus échauffante a pu lui causer des indigestions, dont il s'est rétabli; est-ce une raison pour en conclure que ces vins, ces ragoûts soient une nourriture habituellement salubre, même en invoquant le bénéfice des habitudes? Si tout peut se supporter, tout est-il également bon? Personne ne le soutiendra. Donc, pour juger que tel régime qui vous plaît le plus est le meilleur, il faudrait que votre goût ne fût point dépravé, ou vicié par de mauvaises accoutumances. Le Hollandais, l'Anglais, portant à Batavia, au Bengale les goûts de leur pays, succombent en suivant leur régime confortatif, comme l'abus des épiceries de l'Inde, apporte, sous nos climats, de violentes inflammations gastriques.

Ce n'est donc ni ce qui plaît davantage, ni ce qui paraît être le plus conforme à nos habitudes, qui convient toujours le mieux à notre santé. Consultons notre *nature*, dans sa *simplicité primordiale*, non moins que les températures des climats et des saisons pour établir le meilleur régime diététique. On doit surtout se défier le plus de ce qu'on aime le plus, puisque c'est la source évidente des abus dangereux ; quoi de plus probable qu'on fera excès, pour son dommage, de ce qui entraîne si vivement? L'homme s'abandonne à tant de genres de maîtresses, d'autant plus qu'il se croit vigoureux !

C'est donc à l'instinct natif qu'il faut demander encore le choix le plus salutaire des aliments, puisqu'il est l'expression de notre constitution organique, la voix de notre tempérament; nous n'en devons redouter que l'abus ou l'excès.

S'il est facile aux personnes en santé de donner des conseils aux malades, ceux-ci ne sont pas plus tenus de s'y soumettre que le vieillard ne ferait sagement d'imiter le régime de la jeunesse. Cherchons donc les limites indispensables à connaître.

La première, au physique comme au moral, consiste à prendre, non pas autant qu'on veut, mais autant qu'on peut digérer d'un aliment ou d'une boisson : *Non quantum vis, sed quantum capis hauriendum est*. Ce rapport de quantité de nutrition, variable selon les âges, les sexes, les climats, les saisons, les complexions individuelles, les accoutumances, etc., se détermine principalement d'après la somme des déperditions, en sorte que la réfection doit être proportionnelle à l'emploi des forces musculaires ou des travaux corporels. En effet, le travail du cerveau ou de l'esprit seul exige près de moitié moins d'alimentation, puisque le corps, se reposant pendant la contemplation, dissipe presque uniquement sa puissance nerveuse. Celle-ci se répare plutôt à l'aide du sommeil, ou par une interruption momentanée de fonctions de relations extérieures, que par de simples nourritures. Néanmoins il y a des excitants capables d'augmenter l'activité cérébrale, d'exalter la sensibilité nerveuse; tels sont divers stimulants pris à dose modérée; mais toute élaboration pénible des nourritures pour la restauration du corps, consomme ou détourne une grande partie des forces qui concourent à la réfection du cerveau. D'où il suit que les plus grands mangeurs sont d'ordinaire de petits penseurs, ou que les plus puissants génies ont parfois un estomac très faible.

De là vient encore que l'exercice musculaire sollicite l'appétit, ou sert de sauce au dîner, dit-on, et que la vie active est plus fortifiante que la contemplative; car il ne suffit pas d'exister, si l'on n'est en même temps sain et robuste : *Non vivere, sed valere vita.* Certes, l'homme non-seulement est intéressé à conserver sa pleine santé, mais encore il paraît tenu, en conscience, de se rendre capable de servir la société ou ses semblables. La médecine, qui ressuscite un cadavre, et fait, pour ainsi dire, mouvoir des squelettes ambulants, donne sans con=

tredit des preuves d'une puissance aussi miraculeuse que celle d'Esculape; toutefois cette vie factice, soutenue par tant de soins, n'est qu'un tour de force, pénible pour le valétudinaire lui-même, qui traîne sa carcasse délâbrée. Il ne s'agit donc point de ne pas mourir avec Cornaro, mais d'être suffisamment robuste. Or, le régime restaurant, lorsqu'il est sans danger, devient préférable au régime débilitant, si indispensable d'ailleurs dans la plupart des excès de notre état social.

Le régime restaurant est funeste à ceux qui déjà sont trop bien nourris, spécialement parmi les conditions opulentes : leurs tables surchargées de mets aussi exquis que variés, sans cesse agacent l'appétit au-delà du vrai besoin, obsèdent la tempérance de funestes tentations. Cependant ce régime succulent serait moins dommageable s'il n'était formé que d'aliments très simples ou peu nombreux, puisque l'appétit s'arrêterait au niveau de la nécessité. Dès lors on ne pècherait guère par l'abus; l'estomac ferait moins d'efforts pour élaborer des substances moins disparates, lesquelles exigent chacune un mode spécial d'action digestive. Pareillement l'emploi des vins différents, ou des liqueurs spiritueuses sollicitant diversement le système intestinal, outre le trouble qu'ils jettent dans l'appareil nerveux, excitent ou détraquent souvent l'organisme. On voit la nature offrir l'eau pure pour boisson à la plupart des êtres, comme le dissolvant le plus simple, car les carnivores qui sucent aussi le sang, et d'autres espèces qui pompent des sèves ou des liqueurs végétales, ne sont désaltérés encore que par l'eau contenue dans ces liquides. Aussi tous les animaux sont moins maladifs que l'homme, et les hydropotes, en cela plus près de la nature que les œnopotes, sont également les moins affligés de maux. La plupart des affections de voies urinaires, si funestes aux vieillards dans nos régions froides, sont presque ignorées de toute l'Asie, où l'on ne fait guère usage que de simples boissons aqueuses.

La distribution des nourritures, dans l'espace du jour et de la nuit, n'est point également indifférente à la santé. Il n'est pas bon, a-t-on dit, d'être deux fois rassasié dans un jour.

Le souper tue la moitié de Paris, et le dîner l'autre, disait Montesquieu, de son temps. Sans doute deux festins, avec satiété complète à chacun, sont dangereux, puisqu'alors la réfection deviendrait trop copieuse; mais de plus graves inconvénients atteignent les personnes habituées à un repas unique, dans l'espace de vingt-quatre heures. Outre que les hommes de peine et autres individus laborieux, ne pourraient pas s'astreindre à cette *monositie*, elle serait insupportable et nuisible aux enfants, aux vieillards atrophiés, à toutes ces personnes chétives qui digèrent péniblement. Celles-ci doivent se substanter d'autant plus fréquemment qu'elles peuvent moins manger dans chaque repas, et quiconque digère peu se trouve par là même contraint d'ingérer sans cesse.

Un seul repas devient nécessairement très copieux; l'estomac surchargé, après une abstinence prolongée, passant alternativement du besoin à l'excès, en subit des tiraillements, des secousses fatigantes. La digestion est laborieuse au point que ces individus bourrés de nourriture sont après leur dîner hors d'état d'agir, ou assoupis à la manière des serpents bien repûs. Que ces personnes se couchent; elles sont menacées bientôt d'une congestion de sang au cerveau, et sans doute la fréquence actuelle des attaques d'apoplexie tient à cette coutume vicieuse, d'accumuler dans un vaste banquet les aliments pour vingt-quatre heures. Les indigestions, ou du moins des foyers d'irritations gastriques, si multipliées de nos jours, dépendent vraisemblablement aussi d'une cause analogue.

De plus, la nutrition se répartit mal par un seul festin, tandis que l'enfance, la vieillesse, réclament les bénéfices d'une restauration plus lente ou succesive, qui n'affecte jamais l'économie de ces alternatives de débilité et d'excitation vive, comme dans la monositie. De plus, l'aliment de chair, fournissant sous un petit volume beaucoup de principes alibiles, soutient plus fortement et plus long-temps que ces nourritures simplement végétales, dont l'appareil intestinal extrait laborieusement d'une masse considérable, de faibles particules restaurantes. Les animaux frugivores et herbivores, munis de longs et vastes intestins ou même d'estomacs multiples, digèrent et ruminent avec lenteur, tandis que les carnivores à intestins courts, simples et membraneux, dissolvent et expulsent promptement les substances animales, qui se putréfieraient dans leurs entrailles par un trop long séjour. Aussi, les carnassiers supportent l'abstinence aisément pendant nombre de jours, tandis que les herbivores sentent le besoin d'une nourriture bien plus fréquente. L'homme étant omnivore tient, à tous égards, le milieu entre ces divers régimes. S'il mange sou=

vent, il doit user de plus de végétaux ; et le régime le plus carnivore s'approprie aux grands travaux, comme à des repas moins répétés, et à des climats plus rigoureux [1].

De même, la plupart des carnivores déployant plus d'intelligence et de vigueur de courage que les timides et lents herbivores, il s'ensuit qu'un régime de chair est moins défavorable à l'exercice de ces fonctions, que le régime des végétaux, toujours plus pénibles à digérer ; toutefois l'aliment de chair accroît mieux les forces physiques que les intellectuelles. La diète pythagorique calme singulièrement, au contraire, les passions et la férocité du caractère ; elle serait appropriée à de tranquilles contemplations si elle n'affaiblissait pas trop l'organisme ; le mélange des deux régimes fait donc jouir de la plénitude de nos facultés ; car il a été donné à notre race de se nourrir de tous

[1] On observe, d'après des Recherches statistiques, que la consommation moyenne de viande est, en France, d'une once et demie par individu, chaque jour ; mais on en use davantage dans les villes et moins dans les campagnes.

En Angleterre, cette consommation s'élève environ à quatre onces et demie par individu ; toutefois l'Irlande consomme moins de chair à proportion ; elle est catholique et observe des jours maigres ; la culture de la pomme de terre y est aussi très répandue.

L'usage de la chair est encore plus considérable aux États-Unis d'Amérique qu'en Angleterre. La marine en consomme nécessairement beaucoup en tous pays.

En Russie, cet usage paraît moindre à cause du rit grec, mais y on mange beaucoup de poissons en plusieurs contrées, principalement en Sibérie.

Du reste, les peuples qui mangent beaucoup de chair sont plus actifs que ceux qui vivent surtout de végétaux. Dans les grandes villes, on consomme le double de viande que dans les campagnes. A Londres, huit personnes 3/5 consomment un bœuf d'environ 600 livres, par année ; à Paris, neuf personnes 1/4 consomment la même quantité ; à Glasgow, en Ecosse, un bœuf suffit pour dix personnes par an, etc.

les règnes organisés, puisqu'elle a été investie sur tous d'un égal empire, comme d'une prérogative auguste, dévolue au plus intelligent des êtres. De même, nous seuls possédons l'usage du feu, instrument dominateur de toutes les substances alimentaires ou organiques, qu'il peut consumer; en effet, elles sont formées d'éléments combustibles presque uniquement, sur ce globe, tandis que la plupart des minéraux offrent des éléments comburés et non nutritifs.

Par cela seul que la coction accélère la digestibilité des aliments, l'homme civilisé l'emporte encore sur le sauvage endurci et ordinairement crudivore. On remarque chez tous les peuples vivant de racines agrestes, de nourritures crues et dures, une digestion pénible, qui cause souvent le cauchemar, des songes terribles avec des visions attribuées à de mauvais esprits : de là ces terreurs nocturnes et superstitieuses si communes parmi des peuplades barbares, les montagnards de l'Ecosse, du Tyrol, de la Laponie, du nord de l'Asie, et chez les Caraïbes, etc. De mauvaises élaborations rendent aussi les corps lourds et cacochymes. Bien que les nourritures végétales aient moins besoin de coction que les chairs, elles n'en sont pas plus digestibles; exigeant une action viscérale plus énergique, elles sont appropriées à l'enfance pour calmer l'effervescence du jeune âge.

Les aliments cuits, ainsi que les boissons chaudes, ont la propriété d'amollir les tissus organiques, ou de les détendre, de débiliter, d'*humaniser*, en sorte que le premier moyen pour attendrir l'animal farouche et l'homme barbare, est de les soumettre au régime relâchant des nourritures cuites; on engraisse aussi les bestiaux par des boissons chaudes; toutes choses qui humectent, adoucissent, assouplissent l'économie, la disposent à l'oisiveté, en lui rendant le mouvement plus pénible, et ainsi, sous l'appât de la tranquillité, le plient par degrés, de la mollesse au joug de la servitude, ou d'une sorte de civilisation.

D'ailleurs, en rendant la digestion moins fatigante, la coction des aliments favorise davantage la liberté des fonctions intellectuelles, et par là le déploiement de l'industrie humaine. L'invention des liqueurs fermentées ou stimulantes, aujourd'hui si générales, parmi les nations des climats froids surtout, devient encore un moyen d'excitation du système nerveux, tant qu'on n'en abuse pas. On voit, en effet, le grave Musulman, le mélancolique Indou se contenter de l'eau pure pour boisson, mais végéter stationnaires, croupir avec le Chinois amolli par ses infusions chaudes, dans leur stérile uniformité, tandis que les nations occidentales, aiguisées habituellement par des liquides fermentés, en obtiennent plus d'activité physique et morale. Le règne de Bacchus sur la terre fut aussi celui de la liberté (*Liber pater*). Il est évident que ni la polygamie, ni les gouvernemens despotiques ne peuvent s'accommoder de l'audace et de l'indépendance que suscite dans les cœurs le fréquent usage des spiritueux. Les buveurs aiment la franchise, et si le Dieu du vin fut jadis conquérant des Indes, il est maintenant exilé de cette antique patrie de toutes les servitudes.

Toutefois l'emploi salutaire de ces poisons spiritueux est contrebalancé par les passions violentes de colère, d'insurrection, d'incontinence qu'il suscite. Non seulement le vin est la principale source de la crapule, des indigestions, suites de l'ivresse;

des apoplexies, des hydropisies, mais l'action prolongée des irritants spiritueux délabre l'appareil viscéral et le système hépatique, engendre plusieurs maladies des voies urinaires [1], la gravelle, le calcul et les affections arthritiques. La fécondité est diminuée par l'abus de ces boissons, et cette diète trop stimulante des solides qui porte un agacement fébrile dans toute l'économie, la détériore plus que le régime rafraîchissant ou tempérant qui conservait la bonhommie et l'ignorance des anciens âges. Généralement la nourriture, dans l'état sauvage ou barbare, est simple, réfrigérante; elle devient compliquée, échauffante, excitante dans l'état de civilisation.

Il faut donc bien distinguer dans le régime ce qui profite à la santé de ce qui concourt à l'essor de l'esprit comme aux progrès de la civilisation. C'est souvent au prix de plusieurs maladies que nous achetons ces progrès; car trop de santé corporelle n'est souvent propre qu'à ramasser trop de sottise intellectuelle. Mais ce qui favorise pareillement le jeu du physique et du moral est la sobriété, dont on n'a jamais dit ni tout les biens qu'elle procure, ni tous les maux qu'elle écarte ou combat.

On regarde comme effort pénible la tempérance, l'abstinence surtout, desquelles on ne comprend pas les charmes, inconnus à nos Apicius et aux riches Lucullus de tous les temps. Cependant s'il existe un moyen de guérir enfin les maladies incurables, le

[1] Les peuples hydropotes, ou buvant de l'eau, communs entre les tropiques, sont très peu exposés à ce genre d'affections; d'ailleurs, ils mangent peu de chair; ainsi l'urée et l'acide urique sont moins abondants dans leur urine que dans celle des peuples carnivores et œnopotes du nord.

seul secret infaillible est de leur enlever la cause qui les entretient, d'en tarir désormais la source comme on l'a exprimé par cet adage : *modicus cibi, medicus sibi.* Quel plaisir de renaître, après de longues souffrances, à la santé, à la joie ; de sentir se revivifier cet appétit jadis éteint par de perpétuels dégoûts et une plénitude rebutante ! Quelle volupté ressuscite dans tous les sens, lorsqu'allégé par une diète continue, l'homme se permet sans péril désormais les jouissances pures dont il fut sevré si long-temps ! Combien il se trouve alors surpayé de ses sacrifices ! Celui-là ne connut jamais toutes les délices du brouet noir de Lacédémone, qui ne sut pas s'exercer à jeun sur les rives de l'Eurotas.

Les premiers humains, sobres et innocents, ne recevaient d'une nature inculte et agreste que des tributs de frugalité ; les antiques Romains, pauvres et tempérants, subsistaient, comme les Curius, les Fabricius et les Catons, des modestes produits de l'agriculture ; aussi n'eurent-ils besoin d'aucun médecin pendant six siècles de leur république ; mais avec l'opulence et les délices de l'Asie vaincue, les profusions inouïes de la bonne chère bientôt remplacèrent cette simplicité primitive. Les orgies effroyables de Vitellius ou d'Héliogabale, dans lesquelles s'engloutissaient les richesses de l'univers connu, multiplièrent tous les vices avec toutes les maladies. En se gorgeant de tant de charognes apprêtées, qui déguisent en vain leur pourriture, les humains sont attaqués souvent d'affections malignes ou menacés de mort prématurée. La vigueur du corps et de l'ame en est inévitablement corrompue ; par cet affaiblissement universel, Rome bientôt subit le sort de Capoue, de Sybaris, de Babylone, jadis envahies et saccagées par les mêmes dissolutions : éternelles vicissitudes qui menacent les hommes et gangrènent les empires abandonnés au luxe, à l'intempérance, sources de toutes les putridités.

D'ailleurs, la nourriture délicate des riches citadins a cet inconvénient de rendre l'organisation molle et faible; le pain dur, les chairs sèches, raffermissent les muscles; car le paysan, qui subsiste d'aliments sans apprêts, engendre cette solide postérité, *ferrea progenies*, qui constitue le nerf des états. Au contraire, c'est par une pâture émolliente qu'on apprivoise les races les plus altières des animaux sauvages, en les détendant, et leur vie s'accourcit à proportion de leur domesticité. Ni le dedans, ni le dehors des corps ne doit pas être trop douilletté; les sucreries et les douceurs concourent, avec les vêtements soyeux, la mousseline et la gaze, pour efféminer et attendrir ces constitutions nerveuses des femmelettes fondues dans la mollesse et la débilité, au sein des jouissances.

Car l'intempérance appelle d'abord sa compagne, l'impure débauche, non moins meurtrière dans ses excès; combien d'hommes, gonflés de vins et de nourritures, après un festin copieux, se précipitent témérairement dans des souillures vénériennes qui les immolent, jusque sur le théâtre même de leurs exploits crapuleux, d'indigestion ou d'apoplexie! L'être le plus raisonnable n'est désormais qu'une brute dans l'ivresse : Alexandre y assassine son ami; à la rage succède l'accablement du remords. Est-ce vie? est-ce santé? est-ce bonheur? Qui peut absoudre notre race de trancher ainsi honteusement sa destinée? De quoi ose-t-elle alors se plaindre?

Certes, l'institution des jours de jeûne et des carêmes rappelle, au nom de la divinité, notre espèce à cette frugalité primordiale et tutélaire, pour tempérer l'esprit et rafraîchir les fonctions du corps; puisque la vie sociale, avec tous ses secours et la profusion qu'elle procure aux classes opulentes surtout, apporte une pléthore échauffante; aussi les deux tiers des maladies, comme le remarquait Sydenham, sont des fièvres aiguës de l'appareil nutritif ou des phlegmasies ardentes, pour lesquelles la méthode de traitement consiste en antiphlogistiques et en évacuants, soit du sang, soit des voies intestinales; elles dépendent donc principalement d'une nutrition vicieuse ou surabondante. Aussi les hommes civilisés deviennent plus gros, plus gras que les sauvages; ils font moins d'exercice; la contexture de leurs chairs reste plus molle, et leur tissu cellulaire adipeux gorgé de plus de sucs muqueux. Ils éprouvent plus de fontes bilieuses et putrides.

Les corps humides sont plus attaqués que les tempéraments secs par une multitude d'affections, et par la même raison les nourritures humides engendrent des humeurs superflues plus que les aliments secs. Ceux-ci deviennent donc plus salutaires. L'habitude des boissons abondantes est aussi moins profitable que la retenue en ce genre, principalement pour les liquides chauds, qui délabrent le système viscéral; ainsi le thé rend les corps flasques, de même que l'usage de la bière et d'autres débilitants analogues.

C'est encore par des causes semblables que l'ichthyophagie ou la nourriture de poissons rend les complexions si mollasses, si pâles et lymphatiques, si surchargées de mucosités, de vers, d'éléments putrescibles, surtout vers les rivages des mers et des lacs poissonneux, lieux bas et habitations humides qui, favorisant davantage cette débilité de toute l'organisation, affaissent et accourcissent l'existence.

Par une influence opposée, les montagnards, substantés d'aliments plus secs, de même qu'ils fréquentent, sur leurs hauteurs, un air plus aride, plus vif, plus électrique, et qu'ils transpirent davantage, ont les fibres plus tendues, plus musclées, plus desséchées et irritables que les piscivores; ils sont sobres, actifs, généralement sains et très vivaces. D'ailleurs, les aliments secs, plus riches en substance nutritive sous un même volume que les humides, procurent une réfection plus forte et plus vivifiante. Ainsi, l'alimentation sèche est plus tonique et plus saine.

Si l'on considère en général l'homme relativement à ses lois diététiques autres que celles imposées par les lieux et les climats, on le trouvera, par sa constitution sociale, assujetti à des conditions inévitables. Le sauvage, le pauvre, sont, d'après leur situation, condamnés à la sobriété, aux abstinences, à vivre d'aliments végétaux principalement et à boire de l'eau. L'homme civilisé jouissant d'une fortune médiocre peut user libéralement des dons de la nature dans un régime mixte ou animal et végétal, avec le vin ou une boisson fermentée. L'homme opulent, et élevé vers le faîte de l'état social, pouvant céder au penchant de la volupté vers les délices, s'abandonne trop souvent à la profusion de sa table, aux mets les plus irritants, aux liqueurs les plus enivrantes; et déjà l'opulence dispose au délire.

Aussi le pauvre, tel que le sauvage, près du besoin, a beaucoup d'appétit, et s'il trouve des aliments, il peut se gorger énormément à toute heure ; le riche, l'homme des hauts rangs, au sein de l'abondance, n'a que des dégoûts, ne mange que faiblement, a ses heures fixes. Le premier, ayant des organes neufs, ne sollicite point des nourritures trop apprêtées; le dernier, avec son goût blasé, désire nécessairement des mets épicés ou piquants qui réveillent et émoustillent ses nerfs amortis. Cette chère trop compliquée, fortement stimulante, échauffant et corrompant l'organisme, le dispose à des maladies inflammatoires ou de putréfaction, qui accourcissent la vie. Les excréments même des riches usant de beaucoup de viandes et des jus ou consommés, sont déjà infects comme ceux des animaux carnivores; et les poisons de ces nourritures pénètrent, pour ainsi dire jusque dans le moral, en allumant les passions les plus incendiaires, avec la cruauté, la volupté.

Il y a connexion indubitable entre la corruption morale et ce raffinement dans l'art culinaire, tandis que les aliments les plus naturels, tels que les végétaux, rafraîchissants par leur simplicité même, appaisent les fonctions organiques, éteignent les affections trop ardentes, calment et assoupissent les facultés intellectuelles. L'alimentation mixte ou intermédiaire est donc la plus favorable pour jouir des avantages exempts de ces deux extrêmes opposés, en sorte qu'on pourrait dire que le paysan et le pauvre sont les *herbivores* de la société, que les riches et les grands sont les *carnassiers*, et les rangs médiocres représentent, comme dans la nature, les races *omnivores*, qui s'accommodent de divers régimes. Chacune de ces classes a ses mœurs comme ses nourritures.

Pareillement, l'enfance et la jeunesse, douées d'une

puissante énergie vitale, se contentent plus facilement de substances végétales, à la manière des singes frugivores et autres *primates*, qui sont dans l'ordre zoologique, d'une famille voisine du genre humain. A cet âge, d'ailleurs, il faut des aliments capables de modérer la circulation du sang et le bouillonnement organique, tandis que, dans la caducité, nos corps ont besoin de restaurants plus forts pour ressusciter l'ardeur d'une vie qui s'éteint. Les vieillards réclament donc des nourritures facilement restaurantes et digestibles sous un petit volume, avec des boissons qui les ravivent. Ainsi le vin est le lait des vieillards, et les extraits, les sucs consommés des viandes, paraissent les plus propres à éloigner l'atrophie, le marasme de cette époque de décadence, de froideur et de débilité. Les dégoûts, l'inappétence de sens usés exigent aussi le secours indispensable des assaisonnements les plus raffinés; les repas, quoiqu'assez fréquents alors, ne doivent pas être intempestifs ou sans règles. Chez les enfants, c'est tout le contraire, il ne faut nul apprêt, aucun raffinement; les chairs et le vin, sinon entièrement bannis, doivent n'entrer qu'en faibles proportions dans un régime rafraîchissant pour des estomacs aussi actifs, et un organisme aussi inflammatoire.

La nature manifeste cette progression du régime végétal à l'animal dans une multitude d'espèces, même parmi des insectes à métamorphose qui passent d'une nourriture simple à une autre plus élaborée, lorsqu'ils atteignent l'époque de leur dernier état, celle de la génération et de la décadence. Ainsi nous devons approprier nos aliments à nos métamorphoses sociales.

A beaucoup d'égards, le sauvage, le pauvre, l'enfant offrent entre eux des rapports harmoniques pour le genre de diète qui leur est approprié, tandis que le vieillard, l'homme parvenu aux plus hauts degrés de la fortune et de la société, également lassés d'une longue course de vie, suivent un régime plus restaurant, inflammable, mais qui achève de ruiner rapidement, de corrompre leur constitution physique et morale, devenue caduque par cette pente inévitable.

Par là même nous sont révélés tous les avantages d'une diète intermédiaire ou mixte, qui est celle de l'âge moyen ou de la virilité, de la force. Sans s'astreindre à toutes les règles, sans braver les excès, l'homme sain et robuste trouvera dans ce milieu salutaire des ressources pour prolonger sa vigueur de corps et d'esprit. Les végétaux le rappelleront vers l'enfance et sa douce innocence; la nourriture animale lui confiera les qualités viriles d'un âge plus mûr, et il s'éloignera également, soit de la corruption du carnivore, soit de l'imbécillité de l'herbivore, pour briller de toutes les vertus que la Providence avait réservées à la plus parfaite de ses créatures.

CHAPITRE VIII.

Influence du régime végétal, et du régime animal sur la vigueur organique et notre système moral.

Toutes les températures des climats et des saisons n'étant pas également appropriées à l'un et à l'autre de ces régimes, ceux-ci restent donc subordonnés au froid et à la chaleur que l'homme éprouve. L'expérience montre qu'en hiver, comme sous des cieux glacés, nos facultés étant refoulées à l'intérieur, les viscères obtiennent un surcroît d'énergie ; on mange davantage, on digère mieux que durant les temps chauds, et parmi les climats ardents. Par ceux-ci, la sensibilité et les forces s'épanouissent vers l'extérieur, tandis que les organes intestinaux demeurent relâchés, presque sans activité, malgré l'emploi des épiceries et des plus violents assaisonnements pour ranimer leurs fonctions.

En outre, la putrescibilité des matières animales, par la chaleur, rend celles-ci dégoûtantes autant que funestes à l'économie, sous des températures élevées ; c'est pourquoi le régime animal a été sagement repoussé et proscrit par plusieurs législateurs des Indes, comme l'usage des boissons spiritueuses, puisque l'un et l'autre y allument les fièvres les plus pernicieuses. La race nègre, en Afrique, se remplit quelquefois de chair et de graisse, sans subir les mêmes inconvénients que la race blanche, sur cette terre brûlante, mais la constitution du nègre, comme nous l'avons fait voir ailleurs [1], généralement humide, lymphatique, peu sensible ou apathique, constitue une espèce fort différente de la nôtre. Plusieurs animaux féroces, les lions, les tigres et toutes les espèces de grands chats (*felis*, L.), qui habitent sous la zône torride, vivent aussi, suivant leur organisation spéciale, de substances animales, sans que leur santé périclite.

Mais il s'agit ici de nourritures convenables à l'homme de notre race blanche, considéré sous diverses températures.

Parmi les contrées rigoureuses des pôles, l'absence presque complète des végétaux contraint les habitants de s'approprier une proie vivante, soit de poissons et d'autres animaux marins, sur les rivages de l'Océan ou des grands lacs, soit des produits de la chasse, comme dans la Sibérie, l'Amérique septentrionale [2]. Là, l'homme devient chasseur ou pêcheur.

Au contraire, les régions fortunées des tropiques, où se déploie toute la magnificence de la végétation, font éclore avec luxe mille fruits délicieux, sucrés et rafraîchissants; les palmiers, les bananiers, les figuiers ploient sous le faix; les cucurbitacées se

[1] Dans notre *Histoire naturelle du genre humain*, seconde édition, en 1824, tome II, in-8°, chez Crochard, libraire.

[2] Les sauvages de l'Amérique septentrionale mangent beaucoup de chair. Les Osages du Missouri, amenés en France en 1827, mangeaient chacun deux à trois livres de chair de bœuf grillée chaque jour; le chef en mangeait quatre livres. C'est principalement de celles de bison, de bœuf musqué qu'ils se nourrissent. La race iroquoise forme des guerriers intrépides, des chasseurs infatigables, qui ne connaissent point les indigestions, ni les maux de nerfs. Ils recherchent en été les baies acidules d'arbousiers, et d'autres plantes pour corriger la putridité qui naîtrait d'un régime trop exclusivement carnivore. Cette note a été recueillie d'après le témoignage de ces Sauvages, par nous-même.

renflent en masses énormes remplies d'une pulpe fondante; les légumineuses multiplient leurs gousses nutritives; le riz, les farineux, le sucre, abondent presque sans culture, avec les épiceries et les aromates; l'homme indolent n'a plus qu'à cueillir. Ainsi, quand le soleil remonte au printemps sur notre horizon, bientôt il nous promet les fruits rouges et tempérants de l'été, les fraises, les cerises, les groseilles, comme si la nature, dans la sagesse de sa providence, appropriait les nourritures aux besoins et aux désirs de la plus noble des créatures. L'abondance de la végétation entre les tropiques y rend naturellement l'homme frugivore, comme l'absence des plantes sous les cieux les plus glacés l'oblige à vivre de chair.

D'ailleurs on doit, dans la froidure, déployer plus d'activité, se fortifier contre tout ce qui tend à engourdir, anéantir l'existence; il faut se réchauffer, s'animer d'une vigueur capable de résister à cette température d'extinction. Rien ne procure mieux ces avantages que la diète animale, puisque la chair, sous un petit volume, fournit un aliment plus substantiel, et répare fortement l'organisme, ou restaure toutes ses déperditions.

Un jeune médecin anglais, au service de la Compagnie des Indes-Orientales, lia connaissance, dans la ville sainte de Benarès, avec un vieux brame *pandit*, ou savant, de la secte pure de Siva, laquelle garde d'étroites abstinences, ou se prive exactement de tout ce qui a vie, dans le règne animal. Ce brame portait sur le front la figure allégorique du *lingam*, et, s'honorant du titre de *Sanniasy*, pratiquait le *yogam*; c'est-à-dire qu'il s'adonnait à la vie spéculative, ainsi que les plus estimés d'entre eux; aussi poussait-il l'abstinence de toute chair jusqu'à filtrer l'eau de sa boisson, de peur d'avaler quelqu'insecte, soit qu'il crût à la métempsycose, soit qu'il le fît par motif de pureté. Il se contentait souvent d'un seul repas, comme les anciens *vanaprastas*, brames ermites ou philosophes. Éclairé par de profondes études, il s'était défait d'une partie des préjugés qui font regarder les Européens avec horreur par ses compatriotes, et il aimait à être flatté. Il eut avec le physicien anglais la conversation suivante :

LE DOCTEUR.

Illustre enfant de Brahma, comment avez-vous pu subsister si longuement avec un peu de riz, des figues ou quelques autres fruits, et en ne buvant que de l'eau filtrée? Depuis longues années, vous vous contentez d'un maigre dîner vers le soir seulement; votre temps se consume à réciter des *mantrams* (ou prières), à prononcer la syllabe sacrée *oum*, dans une perpétuelle contemplation, et à lire les *védams* ou des écrits de vos sages. Vous connaissez la *trimourty*, ou les trois puissances suprêmes de la nature, et tandis que le reste des mortels s'accroupit dans le bourbier de la matière, ou dans le cloaque infect des passions, votre ame purifiée s'élance vers Brahma pour s'identifier à la source universelle de toutes les existences. Par cette union à *paramattma*, l'esprit, comme fondu dans la suprême félicité, laisse votre corps impassible, et pour ainsi dire anéanti. Aussi vous êtes maigre, décharné; vos membres sont débiles, desséchés; vous ne les exercez qu'avec peine et langueur; la vie vous devient un fardeau. Assis constamment ou couché sur votre natte, à demi sommeillant, au milieu des rêveries ou des illusions du *maya*, vous devenez pâle, sans vigueur; votre estomac affaibli digère à peine, malgré les feuilles aromatiques de *toulochy* (espèce d'*ocymum* ou basilic), que vous prenez après votre dîner, et le gingembre, le bétel, dont plusieurs de vos compatriotes font usage, ou même l'*asa fœtida*, le meilleur digestif de vos grands repas. Vivez comme nous; rajeunissez-vous par des aliments substantiels; ou si vous répugnez à la chair, acceptez nos boissons fortifiantes, le rhum, le punch, de bons vins généreux de Porto.....

LE BRAME.

Que me conseilles-tu, jeune médecin de l'Occident? Ne vois-tu pas qu'un soleil ardent, qui nous consume, exige que nous préférions des nourritures rafraîchissantes, douces, sucrées, aqueuses? il faut tempérer notre sang par un régime tout végétal. Nous fuyons avec horreur ces viandes immondes et empestées, infectes charognes dont vous vous souillez parmi nous, et qui bientôt vous tuent par des fièvres mortelles, des dysenteries malignes et contagieuses, comme si les dieux se vengeaient sur vous de tout le sang innocent des animaux versé pour assouvir votre gloutonnerie. Tandis que nous passons nos jours dans la douceur, la patience, les sages réflexions, en exerçant notre esprit à la pratique des vertus et de l'humanité, vos immondes se gorgeant de chairs, avec des liqueurs spiritueuses, paraissent tourmentés du bouillonnement des passions; la colère, la fureur respirent dans leur teint allumé, ardent, et leurs muscles crispés; s'ils sont robustes et replets, c'est à la manière des lions et des tigres, dont l'haleine et la transpiration sont déjà fétides et putrescentes, comme leurs humeurs. Vous régnez par la violence et la guerre; vous exaltez encore ce tempérament brutal et féroce par ces aliments déjà sanguinaires; plus grands et plus épais de corps que nous, sans doute, vous usurpez l'empire que mériteraient au contraire la bonté, l'humilité, l'innocence et toute les vertus des Brames, par leur frugalité, exempte d'ivresse, de fougue, qui maintient nos esprits dans la prudence, la gravité, avec les profondes vérités de la religion et d'une sublime sagesse.

LE DOCTEUR.

C'est bien à tort que vous préconisez cette diète énervante qui vous a de tout temps amollis, dans l'indolence et la pusillanimité, ou plutôt qui vous rend les éternelles victimes de tous les conquérants. A quelles armes sûtes-vous jamais résister? Pour quels maîtres vos sueurs ont-elles successivement arrosé vos campagnes et fertilisé votre territoire depuis tant de siècles? Ne vantez pas cet amour de la paix, qu'on peut taxer de lâcheté, ni cette souple modération de caractère qui ressemble tant à la peur. Vos abstinences et vos jeûnes appartiennent à la superstition plus qu'au culte d'une créature raisonnable pour la divinité; c'est parce que vous redoutez les supplices multipliés du *naraca*, ou de votre enfer, que vos joguis s'immolent avec les dernières extravagances, sous le char de vos idoles. Permettez que je m'exprime avec franchise. Vos plus saints fakirs, dans leurs macérations ridicules et leurs austérités rigoureuses, ne sont que des imbécilles, dont le cerveau est épuisé, rétréci, atrophié par ces jeûnes excessifs et ces illusions creuses. Ne dites pas que vous pensez beaucoup, alors que vous ne perfectionnez rien, et que vous persévérez, avec cette éternelle infériorité, jusque dans les sciences et les arts que vous avez découverts jadis. Si vous fûtes les pères de la civilisation et des lumières de l'Occident, et si l'on allait autrefois puiser la sagesse parmi vos antiques gymnosophistes, pourqnoi êtes-vous devancés aujourd'hui par les Européens, que vous accusiez de barbarie? C'est que notre régime de vie nous a rendus plus actifs que vous; nos besoins ont suscité notre industrie toujours croissante. Notre courage, fruit d'une complexion vigoureuse, ou solidement restaurée, nous a bientôt émancipés de l'esclavage politique et intellectuel; le vin, les spiritueux sont amis de la liberté, et celle-ci devient la sève du génie, comme de l'audace. Hommes flasques et asservis, nourrissez-vous de chair, et un sang plus riche enflera bientôt vos veines, et votre cœur battra plus généreusement au son de la trompette guerrière; enfin, si vous devenez dignes de reconquérir votre indépendance, souvenez-vous que votre peuple aura été ressuscité par les Anglais.

LE BRAME.

Tu t'abuses, jeune imprudent, si tu juges ainsi la vie humaine par l'éclat de la puissance, ou la vaine supériorité des sciences et des arts; l'essentiel est le bonheur, s'il existe sur cette terre; mais tu ne le trouveras point parmi le tourbillon des plaisirs, ou des richesses et de la renommée ; il réside dans le repos du cœur et la paix profonde des passions ; il ne peut s'obtenir sans la frugalité, qui, plus que tout le reste, rafraîchit, calme ces impétueux désirs d'amour, d'ambition, ou la colère, qui vous dévorent ; tel est l'effet salutaire des aliments simples et innocents de tout meurtre que nous avait d'abord préparés la nature. Pour vous, au contraire, vivre c'est manger, mais l'ivresse et la crapule, ennemies de toute prudence, nous sont inconnues. Pourvu que vos corps, bien repûs, deviennent robustes, exercés à la guerre, à la chasse, aux travaux de force, que vous importent l'humble modestie, la tempérance, la pudeur chaste et toutes les modérations dans le caractère et les mœurs ? Vous préférez la turbulence, la fierté, la lutte ou le combat ; vous sollicitez la concurrence et l'émulation, tous les ferments de discorde, tandis que nous cherchons à tout appaiser en cédant sans peine avec bonté et complaisance. Aussi, exempts de vos plus cruelles maladies, nos humeurs sont douces comme notre naturel ; nous ne connaissons ni pléthore, ni indigestions, ni les inflammations des viscères, ni vos phlegmasies ardentes et putrides, ni acrimonie des humeurs, ni le scorbut, la goutte, l'apoplexie, etc. Sensibles, compatissants, tendres, nos sens sont délicats [1]. Mais si tu nous accuses de lâcheté, viens voir nos suttées,

[1] Les Hindous, qui se privent de toute nourriture animale, acquièrent une telle finesse d'odorat qu'ils reconnaissent à l'haleine, et à la seule vapeur de la transpiration qu'une personne a mangé de la viande, même après vingt-quatre heures. L'Abbé Dubois, *Mœurs et institut. des peuples de l'Inde*, tom. 1er, p. 262. Si quelques hommes en font usage en certains lieux, elle est sévèrement interdite aux femmes. La chair de

nos veuves elles-mêmes, supportant la souffrance, lorsqu'elles montent le front riant sur le bûcher enflammé qui consume le cadavre de leur époux? As-tu considéré l'impassibilité de ces joguis soulevés par des crocs de fer enfoncés dans leurs chairs? Combien d'autres, privés d'asile de vêtements, dorment pendant quarante ans sur la pierre, sans se plaindre? Manquons-nous de persévérance pour conserver nos lois, notre religion sainte, nos habitudes, à travers tant de vicissitudes, depuis des milliers d'années? Hommes nouveau-venus sur ce globe, vous vivez par le corps, et nous par l'ame. Vous manquez du courage de la patience et de l'adversité, le plus noble et le plus difficile de tous. Il n'est pas aussi pénible de se précipiter tête baissée dans l'épaisseur des bataillons ennemis que de savoir se résigner à traverser de longues années, avec une invincible fermeté, dans l'infortune, ou braver le malheur. Qui ne sait pas constamment dompter la douleur n'est pas philosophe, ainsi qu'il s'en glorifie. Vous calomniez du nom de froideur, d'apathie, des vertus triomphant aussi de votre délicatesse; vous vous dites sensibles, lorsque vous n'êtes que légers et inconstants; vous vantez votre cœur en massacrant de pauvres animaux sans défense, ou plutôt vous les assassinez lâchement, pour vous engraisser. Si j'ai bien lu votre propre histoire et vos révolutions atroces, vous n'êtes pas heureux, car vous vivez mécontents sans cesse de votre gouvernement; vous

bœuf est trop substantielle en ce pays pour ne pas causer souvent des digestions très laborieuses, même aux Européens.

Les Sauvages qui vivent de fruits ou d'herbes, acquièrent aussi un odorat très fin.

changez à volonté de religion ou de secte, sans vous en trouver mieux; vous ne paraissez pas mieux satisfaits de vos modes et de vos habits. Dans votre malaise et votre inquiétude perpétuelle, vous parcourez le monde pour l'envahir ou le ravager, et souvent, après avoir amassé des monceaux d'or, un dégoût intolérable de la vie vous saisit; vous la terminez par le suicide, sous l'extravagant prétexte que vous avez épuisé toutes ses jouissances.

LE DOCTEUR.

Quoi! vous vantez vos vertus et vous redoutez les combats! Accroupis par votre nullité dans cette routine opiniâtre, vous refusez de vous perfectionner, et vous célébrez votre constance! Le fanatisme de vos dévots et la superstition des veuves, voilà votre gloire! Prouvez-nous votre générosité à supporter vaillamment l'esclavage plutôt que le choc des guerriers, l'épée à la main. Certes, alors il suffit de se laisser vaincre pour faire éclater avec humilité une patiente et modeste résignation. Abstenez-vous toujours, je vous le conseille, de toute autre vaillance. Conservez précieusement cette félicité de la paresse, ces vertus de l'engourdissement; défendez-vous de toute émulation, de tout élan de perfection sociale, de peur d'une dangereuse tentation de supériorité qui troublerait votre léthargie. Continuez de traverser les siècles dans cette bienheureuse médiocrité en toutes choses, qui sert tant l'oisiveté et l'apathie. Redoublez la dose de l'opium qui favorise votre langueur; végétez avec les plantes dont vous tirez votre unique nourriture et votre flegmatique impassibilité: *Il vaut mieux*, disent vos sages, *être mort que vivant; la félicité réside dans l'anéantissement.* Est-ce donc exister, accomplir ses devoirs d'homme sur la terre, que de croupir et rentrer ainsi dans l'abîme? Vos préceptes, votre régime dégradent la plus noble des créatures. Vous n'avez ni puissance, ni industrie, ni dignité dans la nature; votre complexion, énervée sous ces abstinences mal entendues, appauvrie par l'indolence, vous rend lugubres, mélancoliques; votre vie est un rêve éveillé, vos années sont des maladies chroniques que vous traînez langoureusement; un sang noir et épais circule à peine dans vos artères; sans vos ablutions fréquentes dans l'eau du Gange, votre peau s'encroûterait d'une crasse épaisse ou galeuse, comme chez les *pouliahs* de vos forêts, plus dégoûtants que vos *pariahs*. Tout tombe en ruine autour de vous, et vous pensez honorer le Créateur par vos jeûnes et vos supplices, comme s'il se plaisait dans la destruction de son ouvrage! vous l'injuriez plutôt par ces opinions absurdes que vous vous en formez. Si cet être suprême se complaît dans le bonheur de sa créature, quel plus doux spectacle que celui d'une population florissante de vigueur par ses travaux, son ardeur industrieuse, son génie, son opulence et l'éclat de la civilisation, qui la rendent digne de l'empire sur ce globe? L'homme n'a-t-il pas reçu la mission de se perfectionner, de se fortifier, afin de remplir honorablement ses devoirs? Les animaux, comme les plantes, sont sa conquête; multipliés par ses soins, il peut disposer d'une vie qu'il leur a communiquée, il peut s'en nourrir, puisqu'il deviendra la proie, à son tour, d'autres êtres, par cette loi universelle qui tire de nouvelles reproductions du sein de la destruction même. Brame, change de régime et d'opinion, ou meurs fanatique et esclave.

LE BRAME.

Démon du nord, toujours l'innocence fut victime sur cette terre d'infortune; Brahma seul ouvre son sein à la vertu. Solitudes sauvages où je passai dans des contemplations délicieuses de trop courtes années, asiles de paix qui me reçûtes fuyant l'opulence et les plaisirs trompeurs des cités, combien de fois je préférai, sous le figuier sacré des pagodes, au bord d'une limpide fontaine, quelques racines agrestes à la profusion magnifique des tables de nos rajahs! J'irai retrouver ces douces retraites où le silence, les loisirs appellent la profonde abnégation de soi-même, font évanouir, avec les peines, tous les prestiges du corps; on s'endort tranquillement, inaccessible désormais aux soucis, à la faim et aux passions sous vos frais ombrages. Échappé à la tyrannie des lois, on oublie ce monde persécuteur, pour rentrer dans la simplicité naïve de l'enfance unie à la pure liberté par le *mockcha sadaca* (l'exercice de la délivrance, ou de l'ataraxie). Tel est le vrai sort de l'humanité que le ciel réserva sans doute pour cette insensibilité exempte de fatigues accablantes. N'est-ce pas dans cette situation impassible, purgée d'intérêts immondes, satisfaits du simple nécessaire, que nous atteignons une longue vieillesse, garantie de la plupart des infirmités, par notre frugalité? Nous seuls suivons les inspirations de la nature; nous seuls écoutons la voix de la vérité. Votre félicité mensongère, par combien de labeurs et d'efforts douloureux l'avez-vous achetée? Cette civilisation, à vos yeux si éblouissante, dites-moi par quels funestes sacrifices de vos mœurs, de vos sentiments les plus tendres, des liens sacrés du sang et de vos libertés, vous la payez chaque jour? Je vous vois fendant les flots à travers mille écueils, abandonnant votre famille et votre patrie, oppresseurs des nations et opprimés vous-mêmes, luttant sans cesse dans les périls pour vous enrichir aux dépens de tous les peuples que vous dévorez avec une rage cupide. Châtiés par les dieux qui accordèrent à vos vœux cette ambition sacrilége et insatiable, vous sortez de la naturelle condition de l'humanité; les boissons brûlantes qui vous transportent, la soif du sang dont vous êtes altérés, ont fait de vous, en quelque manière, des bêtes féroces, sous les âpres hivers de vos climats. Vous vous vêtissez de la dépouille fétide et souillée des animaux égorgés de vos mains, tandis que nos vêtements doux de coton sont purs et innocents comme nous-mêmes. Vos joies brutales, sollicitées par des festins immondes, engendrent souvent des rixes furieuses, tandis que nous conservons le calme noble, la décente gravité, si convenables à l'homme en présence de la Divinité. Enfin, vous périssez accablés d'ennuis et épuisés de travaux, de tracasseries ou de folles agitations : êtes-vous plus heureux que nous, et votre funeste postérité doit-elle se promettre un brillant avenir parmi les violences et les crimes que font éclorre les intérêts multipliés de votre civilisation? Vos biens appartiennent à l'illusion de vos concupiscences, les nôtres sont ceux de l'immuable réalité; c'est pourquoi, dans votre éternelle incertitude, vous essayez sans cesse un mieux être qui vous fuit; nous, au contraire, éclairés par la lumière émanée de Brahma lui-même, nous persévérons dans les principes absolus de la vérité; nous nous identifions avec l'Être suprême, comme la goutte d'eau va se confondre dans l'immense Océan, à la fin de la grande ère du Kaly ougam. Mais si une fatalité irrévocable n'est pas gravée sur les sutures de vos crânes, je supplie *Para Brahma* d'élever progressivement vos ames dans leurs transmigrations, depuis la fourmi jusqu'à l'éléphant, ensuite jusqu'à la perfection et à la pureté de la vie des brahmes, pour atteindre avec nous la suprême félicité.

LE DOCTEUR.

Votre sagesse vous abuse, illustre *vanaprasta*. J'ai visité plusieurs rivages, et j'ai traversé, depuis les glaces du Septentrion jusqu'aux terres enflammées de l'Orient. Vos idées sont écloses dans l'Inde, comme les fleurs de votre pays, qui mourraient dans nos campagnes. Vos fruits sont succulents et substantiels, nos herbes fades et insipides; elles-mêmes périssent sous les frimas de nos longs hivers, tandis que vous recueillez des productions en tout temps. Vos animaux présentent une chair coriace sèche, alcalescente, qui se corrompt bientôt sous une température chaude et humide, et donne, je l'avoue, une nourriture malsaine. Nos bestiaux, paissant des graminées tendres, ont une chair plus délicate; la froidure de notre ciel diminue sa putrescibilité; nous avons besoin de nous restaurer, lorsque vous devez vous affaiblir, afin de nous mettre chacun en harmonie avec les températures sous lesquellee nous existons. La chaleur vous dispose au repos, comme le froid, qui tendrait à nous engourdir, nous contraint au mouvement. Vous vivez sans effort des seules libéralités d'un sol fertile; mais il nous faut déchirer le sein de la terre, pour en tirer laborieusement notre subsistance. Vous vous passez presque de feu et de vêtements; l'un et l'autre nous deviennent perpétuellement nécessaires. Nos besoins et nos désirs sont grands, des travaux immenses doivent les satisfaire; il faut donc que nous devenions forts et que nous empruntions davantage à la nature que vous. Si notre régime est relatif à notre situation géographique sur ce globe, si les brames du nord eux-mêmes mangent par fois de la viande, [1] pourquoi nous disputerions-nous? Vos vertus locales pourraient être déplacées en Europe, tout comme les nôtres vous paraissent des vices. Nous vous opprimons, dites-vous; mais parmi l'universalité des créatures, dans cette vaste république du monde, chaque être s'élève au rang que lui assigne sa prépondérance physique et morale; si le lion dévore la douce gazelle, il est enchaîné à son tour par l'homme, et celui-ci n'est que le ministre d'une suprême Providence. Nous aimons nous perfectionner dans les arts de la civilisation, parce qu'ils nous donnent l'empire de la terre, tandis que vous préférez la vie spéculative; chacun de ces états porte ses fruits. Nous sommes jeunes et vous êtes vieux, c'est pourquoi vous moralisez et nous agissons.

[1] L'abbé Dubois, *mœurs, institut. des peuples de l'Inde*, Paris, 1825, in-8°, tom. 1, p. 144, dit que la nourriture ordinaire des Brahmes est le lait, le riz, etc.; mais parmi eux il y a des *brames de poisson* et des *brames de viande.* Dans le pays de Konkana, ils mangent du poisson et même des œufs, mais jamais d'autre chair, dans les provinces septentrionales, les brames de plusieurs castes se permettent l'usage de la chair des animaux, ce qui est très prohibé et en horreur dans les contrées méridionales, tant le climat influe sur le genre de nourriture!

LE BRAME.

Tu as de l'esprit, jeune *pandit,* mais tu ne connais ni les bornes des choses, ni le bien absolu ; tu vogues sans découvrir le port. Étudie la *nature humaine en elle seule*, indépendamment des modifications qu'elle subit sous les climats, les régimes, les habitudes factices imposées par les circonstances des gouvernements ou les opinions des différents siècles. L'homme a ses lois fondamentales et innées, qui lui sont propres, aussi-bien que les autres animaux. Son instinct à lui est l'intelligence ; sa vocation est de vivre *d'esprit* d'échapper aux transgressions des passions, de se gouverner par une sage raison, de s'élever, comme la première et la plus excellente des créatures, vers l'auteur de son existence. L'esprit seul doit régner ; le corps n'est qu'un esclave, ou plutôt c'est le vêtement destructible de l'ame éternelle. La perfection de notre espèce ne consiste point, ainsi que le croient tes compatriotes, dans la vigueur du corps, la richesse ou les jouissances, ni même dans ces arts éblouissants qui déploient les splendeurs de votre magnificence, les créations magiques de votre industrie ; tout cela est du corps et ne fait qu'attiser davantage le feu de vos concupiscences ; leurs voluptés prévaricatrices vous égarent et vous tuent. Vos philosophes, vos médecins d'Europe, pour la plupart, ne considèrent que la substance matérielle. Ils font émaner des sensations extérieures toutes nos facultés mentales, ils n'étudient que les organes périssables ; ils prétendent expliquer leur jeu par des ressorts tout physiques ou chimiques, d'après les sciences dommageables que vous cultivez avec le plus d'ardeur et qui vous pervertissent. Selon eux, l'homme n'est qu'une vraie machine, un automate; sa pensée n'est que la sécrétion du cerveau, comme d'autres glandes excrètent le sperme; les sentiments les plus sublimes ne dépendent que d'une insurrection de vos fibres nerveuses. Ces opinions, qui rabaissent au niveau de la brute, sont ramassées dans les ignobles pourritures de vos amphithéâtres d'anatomie, vrais charniers où l'on n'apprend que la mort en fouillant les cadavres, tandis que les mystères sacrés de la vie, dévoilant une organisation divine, devraient, au contraire, faire élever des hymnes d'admiration et de reconnaissance vers le créateur de tant d'ineffables merveilles. Homme aveuglé par un faux savoir, ne sens-tu pas en toi ces vives étincelles d'un plus noble génie? Ta raison naît-elle du choc de la matière? Dois-tu subir les impurs appétits de tes membres, et assouvir ces brutales passions que la chair et le sang suscitent dans tes entrailles? Alors mange, bois, engendre, remplis ton ventre, crève-toi de toutes les délices, non moins que l'animal immonde, descends au rang des bêtes, ravale-toi à la fange. C'est là que t'attendent les maladies et les fureurs d'une ame arrachée désormais de la chaîne sacrée qui la suspendait aux cieux, dans cette région pure, resplendissante de l'aurore de la Divinité. Vertueux enfants de Brahma, vous chez lesquels de tout temps les Occidentaux vinrent s'enrichir des trésors de la sagesse, vous les sublimes précepteurs des Pythagore et des Platon, renouvelez la lumière orientale de ces vérités parmi les régions ténébreuses de l'Occident. Enseignez à l'Européen un régime plus doux pour ses humeurs âcres et querelleuses; avec la frugalité des tables, il retrouvera la paix modeste de l'innocence, des sentiments plus humains et plus charitables. Dégagé, par la sobriété, de ces organes épais qui obstruaient les rayons de son intelligence, il reconnaîtra qu'il n'est pas tout matière, que son principal mérite doit éclater plutôt dans ses facultés morales ou supérieures, qu'il est né pour penser aussi-bien que pour jouir, et qu'enfin cette vie animale, si vantée par vos épicuriens, est la peste et la mort de tout bonheur, de toute sérénité de l'esprit et du corps même. En effet, combien nos sages *sanniasys* ne vivent-ils pas plus sains et centenaires, par ces contemplations divines plutôt que les hommes vulgaires adonnés à la secte grossière *Baoudah-matta*, ou des bouddhistes! Suivant eux, leur sage ne connaît d'autre divinité que son corps; il dévoue tout à son ventre, à ses parties naturelles, aux brutales illusions des sens; ne connaissant que la matière, il ne voit ni vices ni vertus dans le monde, mais uniquement le plaisir ou la douleur; il fuit celle-ci pour chercher l'autre, sans s'inquiéter s'il agit bien ou mal; pourvu qu'il se vautre dans la volupté, il se moque du reste et croit que le monde n'a été formé du hasard que pour s'y divertir. Ainsi, consumant rapidement une vie bruyante, il est bientôt épuisé et ruiné; ses organes délâbrés l'entraînent au tombeau fatal de l'anéantissement, puisqu'à ses yeux la vertu, la générosité, les nobles sacrifices pour sa patrie, ses parents, ses meilleurs amis, ne sont que sottise et duperie [1].

[1] La religion de Bouddha n'a point ces caractères; elle est très morale, au contraire; mais les Brahmes la décrient par haine de secte et parce qu'elle détruit les distinctions d'inégalité des castes.

Ainsi s'exprima le vieux brame. Ces réflexions, émanées de la sagesse d'une des plus antiques nations, et attribuées à notre régime, parurent assez frappantes pour être recueillies parmi nous [1].

[1] L'un des caractères les plus saillants de la vigueur corporelle, est l'énergie prolifique chez les peuples carnivores des climats froids; c'est pourquoi l'on a jadis appelé le Nord, la fabrique du genre humain, *officina gentium*. Malgré la lubricité qu'inspirent les régions ardentes, et même à cause des mœurs dépravées qu'on y voit règner, les nations vivant sous les tropiques n'ont jamais produit des essaims d'hommes qui se répandent à la surface du globe, comme il en est sorti tant de fois des contrées septentrionales pour envahir les terres méridionales. Aussi les populations qui se nourrissent le plus de végétaux semblent réduites à l'existence végétative, et malgré l'usage de la polygamie, les asiatiques, les Orientaux, sous les tropiques, n'élèvent pas une aussi grande multitude d'enfants, proportionnellement que dans le nord de notre Europe et de l'Amérique. Ces derniers pays se remplissent tellement d'habitants qu'ils sont contraints souvent d'émigrer, ou vont fonder des colonies dans les territoires plus chauds et plus fertiles. Tandis que chaque mariage, en Espagne, en Portugal, en Italie donne environ trois enfants, que la France en produit quatre, les habitants plus voraces et plus carnivores de la Suède, du Danemarck, de la Russie, etc., élèvent cinq à huit enfants pour le moins. Donc la vie végétale refroidit et énerve l'organisme, tandis que la vie animale rend plus prolifique.

CHAPITRE IX.

Du célibat et du mariage dans leurs connexions avec la santé et le bien-être social.

Après les nourritures arrive l'amour. On s'est plu à répéter que nous ne pouvions exister heureux sans les femmes, ni vivre toujours satisfaits avec elles. Sans doute, les femmes ont le droit d'appliquer avec autant de justice la même maxime au sexe masculin. Y aurait-il donc une égale proportion de biens et de maux à éprouver, soit qu'on se marie, soit qu'on reste dans le célibat? Cette question touche trop immédiatement à la santé et à la vie, pour ne pas l'examiner.

Le plus grand bien du célibataire est son indépendance; il n'a qu'à songer à lui seul; il peut voyager, faire la guerre, entreprendre ce qui lui plaît. Maître de ses actions, lorsqu'il est sorti de la tutelle de ses parents, il poursuit librement tous les goûts que lui inspire la nature, si la fortune lui permet de les contenter. Mais bientôt chaque sexe apprend qu'il ne saurait vivre isolé sur la terre, car lors même que des nœuds sacrés enchaîneraient ses destinées dans un éternel célibat, une voix que rien ne fait taire s'élève du fond des entrailles, et appelle sans cesse à l'accomplissement du plus impérieux des plaisirs. Alors devient esclave ce mortel superbe qui ne prenait sa loi que de sa propre volonté : quel téméraire oserait se flatter toujours d'être inflexible ou rebelle au joug de l'amour?

Voilà donc l'éternelle plaie du célibat[1], état qu'on se plaît à représenter comme exempt de toutes chaînes, et se suffisant à lui seul dans sa félicité. En effet, dégagé des entraves d'une famille, des soucis inséparables d'un ménage et des enfants, libre d'inquiétudes pour autrui, le célibataire respire tout entier en son être, et l'égoïsme devient sa vie. Un tel état peut convenir à la jeunesse qui n'est point encore fixée dans son sort, et dont l'activité peut satisfaire seule à toutes les nécessités de l'existence sans secours étrangers. C'est au célibat qu'on doit les fortes combinaisons qu'appelle la solitude, de profondes recherches dans les sciences et les arts, les hautes inspirations du génie, ces entreprises hardies ou périlleuses, enfin ces éclatantes vertus, ces grands attentats, ces talents supérieurs des ames puissantes et maîtresses. Ainsi recueilli ou concentré dans sa nature, l'homme peut en déployer toute l'énergie organique et mentale. C'est pourquoi dans les institutions religieuses et militaires, comme dans les autres carrières qui exigent un homme tout entier, on recommande le célibat.

De plus, l'abstinence des voluptés de l'amour, ou tout au moins leur réserve, rassemble chez l'individu qui s'en prive les éléments complets de sa vigueur; elle affermit davantage toutes les fibres, tend et vivifie le système nerveux, principalement du rachis et de la moelle alongée à tel point que la vie célibataire dispose aux affections aiguës qui résultent d'un excès de stimulation : telles sont les inflammations et plusieurs névroses. Cette abstinence rend ainsi l'homme plus mâle, comme la femme moins femelle. Elle exalte leurs facultés morales et intellectuelles, en avivant toutes les fonctions, aux dépens des génitales, qui sont moins ou plus rarement exercées.

La force organique s'accroît donc aussi-bien que l'ascendant de l'esprit, par cette économie de l'élément reproducteur pendant la jeunesse. C'est en quoi la morale, d'accord avec la médecine, promettent égalcment une santé robuste, de longs jours, avec des qualités solides, à quiconque ne s'abandonne point à des jouissances précoces, à des émissions prématurées de sperme, et à qui ne s'énerva jamais par ces voluptés mensongères et solitaires, ruine et peste de toute vigueur physique et intellectuelle.

Souvent nous nous sommes complus à répéter ces conseils si nécessaires pour garantir la force et la durée du cours de la vie, comme pour nous préparer dans l'avenir d'heureuses années. Nous nous glorifions d'avoir ainsi plusieurs fois arraché une jeunesse inexpérimentée à ces dangereux délires que le *Traité de l'Onanisme*, par Tissot, dans son exagération même, n'avait point corrigés.

Car le célibataire n'échappe jamais aux séductions de l'amour, en s'éloignant d'un autre sexe, même en fuyant le péril d'y succomber. Jusqu'en ces asiles d'innocence et de paix, ces cloîtres, ces séminaires, ces couvents, où la ferveur pieuse d'une vie dévote aspire à éteindre sous le cilice, et à l'aide de macérations perpétuelles, ces feux du jeune âge; jusque dans l'illusion des songes, la nature cherche à ressaisir son empire méconnu. La facilité même des jouissances volontaires, loin d'un autre sexe, en multiplie si dangereusement les actes chez beaucoup de jeunes gens, qu'il vaudrait mieux connaître plusieurs femmes que d'apprendre à s'en passer ainsi d'une. Quel célibataire, d'ailleurs exempt de ces faiblesses, s'abstiendra pour le moins d'une maîtresse? Les continences parfaites sont rares; elles dépendent d'une complexion froide ou flegmatique, en sorte que les garçons, à vrai dire, se marient aujourd'hui pour mettre un terme à leurs débauches, et les filles espèrent à leur tour l'indépendance dans un lien indissoluble.

Qu'y a t-il de surprenant, si d'ordinaire de telles conjonctions, entre un vieux célibataire épuisé et une jeune beauté nourrie dans la contrainte sous la surveillance maternelle, deviennent la source de querelles et d'amertumes domestiques? La femme naît aux plaisirs lorsque l'homme aspire au repos; elle se lève alors qu'il se couche; dans son délabrement, il prétend la réduire au rôle de garde-malade pour soulager sa caducité prochaine. Il usa sa vigueur avec d'autres femmes, et il croit qu'elle consacrera ses plus brillantes années à son impuissance maritale. Toute disproportion extrême d'âge et de force entre deux époux les menace de chagrins réciproques, sinon de plus rudes catastrophes. C'est alors qu'on accuse le mariage de mille hasards funestes pour la santé, pour l'existence même. Les jalousies, les inquiétudes sur la fidélité conjugale, les tracasseries du ménage, la coquetterie, les caprices d'une jeune épouse en sont les moindres inconvénients; la naissance, l'éducation des enfants, qui réclament tant de secours et des dépenses souvent trop mal récompensées, le luxe dévorant dont on se pique follement à l'envi dans la société, la nécessité de surveiller, de corriger, tout multiplie les soucis, les embarras et consume la vie en détails inépuisables. Ainsi empêtré d'affaires pour élever, établir une nombreuse famille, harassé dans sa vieillesse par les nouvelles alliances dont il partage les chances, victime de sa tendresse même, l'homme succombe enfin sous tant de fardeaux accumulés sur sa tête, avant l'âge que lui promettait sa destinée naturelle. Quiconque se marie sous de tels auspices se charge du joug le plus écrasant qu'un mortel puisse supporter. Le voilà désormais fixé, donnant sur lui prise à la fortune ; responsable en quelque manière des accidents et de l'existence de ceux qui dépendent de lui, frappé de tous leurs maux, épousant forcément leurs querelles, blessé en eux, et même par eux dans leur ingratitude. O qu'un mauvais mariage est une chaîne insupportable de misères !

On doit l'avouer, le célibat serait bien préférable ; toutefois, autant cette union mal assortie devient un supplice affreux et renaissant chaque jour, autant le mariage ordonné d'après les lois de la nature devient la source fortunée de la santé et du bien-être pendant de nombreuses années. Cette vérité est importante à établir, puisqu'il s'agit de prouver combien les deux sexes y gagnent en félicité réelle.

La nature créant évidemment notre espèce pour la société, cela seul manifeste que le célibat est vicieux de son essence et dénaturé ; aussi porte-t-il incontestablement à de brutales dépravations, comme on en connaît mille exemples parmi les sociétés exclusives de l'un ou de l'autre sexe. De plus, dans l'isolement du célibat, l'homme manque des soins et des douces attentions qu'il trouve chez une compagne ; celle-ci, sans mari, n'est qu'une fleur délicate, aisément foulée aux pieds, dans sa faiblesse. Plus les célibataires avancent vers la vieillesse, plus ils éprouvent de privations. Chacun les considère comme les parasites de la société : personne ne les défend, et des parents avides aspirent surtout à leur héritage. Devenus une sorte de proie, on ne les supporte guère que par intérêt, au point que leur vie n'est pas toujours à l'abri des crimes secrets dans leur caducité. Où sont de vrais amis sur cette terre ? Il en est peu, et le plus sûr est d'intéresser le monde à notre existence.

Le mariage, en effet, paraît un fardeau pour quiconque ne l'a pas essayé ; mais l'habitude le rend non-seulement si léger, qu'on en voit rechercher un second quand la mort a dissous le premier. Des époux unis par des harmonies d'âge, de fortune, et cette longue intimité, cimentée encore par les enfants, ont besoin l'un de l'autre pour se soulager mutuellement ; la femme peut supporter toute injustice, mais lui enlever ce qu'elle aime, c'est lui arracher la vie ; qu'on en juge par la douleur qu'elle éprouve de la perte d'un amant ! Elle sait également s'attacher à sa famille et à ses enfants ; tous s'aident à vivre : aussi les recherches sur la mortalité donnent pour résultat une existence plus durable parmi les personnes mariées que parmi les célibataires, toutes conditions de fortune et d'état se trouvant d'ailleurs semblables.

Un exemple bien évident est celui des femmes mariées, qui atteignent quatre-vingt-dix ans et même cent ans en nombre *six fois plus considérable* qu'une égale quantité de filles dans le célibat. Les religieuses mêmes, préservées des maux de la grossesse ou des accidents de l'accouchement et de ses suites, subissent plusieurs autres infirmités et des langueurs, comme les personnes stériles ; si elles ne périssent qu'en moindre nombre que les femmes mariées entre l'âge de vingt à soixante ans, elles sont toutefois plus exposées en total à la mort que le sexe féminin dans la vie séculière.

Quant aux hommes, les registres de l'état civil en divers pays témoignent également en faveur des personnes mariées, soit comparativement aux religieux ou moines, soit par rapport à d'autres célibataires. Toutefois il est des classes de rentiers, d'individus jouissant d'une moyenne aisance, qui ont intérêt à subsister sans charges, sans soucis, se renfermant chez eux en paix dans l'égoïsme ; insensibles aux maux qui ne les touchent point, assurés de leur petite fortune, évitant les excès, ne s'usant aucunement dans leur oisiveté, se débarrassant même de leur progéniture naturelle aux Enfants-Trouvés. Oui, il est de ces mortels qui persévèrent ainsi longuement pour eux seuls : heureux ! non sans doute, mais habitués ou plutôt endurcis à l'indifférence, et, suivant le mot de Fontenelle, ayant *bon estomac et mauvais cœur*. De tels êtres sont fréquents sous les gouvernements arbitraires, où l'on devient d'autant plus opprimé et esclave, qu'on expose plus de surface à l'action des gouvernants, par sa famille et par ses possessions. Dans la décadence des empires on cache son existence, on se dérobe, on se résigne à vivre solitaire, afin d'être moins malheureux, et pour diminuer la proportion des misérables.

Quand le nombre de ces célibataires se multiplie, il accuse la tyrannie sociale et les progrès du luxe, ainsi que l'inégalité croissante, cause de la dépopulation. Alors la vie devient plus longue parce qu'on la prodigue moins; si toutefois c'est exister que de haïr tout le monde, en faveur de soi-même. Semblable à ces arbres verdoyants encore, mais dont le cœur est pourri, et qui ne fructifient plus, l'égoïste, en apparence heureux par les biens dont il s'entoure, porte déjà la carie effrayante de l'ennui et de la mort au dedans. Ne donnant point l'amour, il ne peut le recevoir; il expire enfin, incapable de s'être suffi à lui-seul, ou plutôt après s'être rongé lui-même.

Dans le mariage, au contraire, indépendamment de ces secours réciproques qu'il est si doux d'accepter et plus doux encore d'offrir à ce qu'on aime, ne peut-on pas compter aussi sur des enfants élevés avec tendresse par leur mère et allaités de son sein! Ne seront-ils jamais l'espoir de la faiblesse, le support des vieux jours? Les Chinois opprimés et misérables placent toute leur fortune en leur postérité, parce que les enfants se dévouent au culte de leurs pères. Qui a serré, depuis tant de siècles, leurs nœuds domestiques et multiplié dans une tranquillité si constante leur immense population, sinon cet amour filial et héréditaire, garantie de la félicité des ancêtres: admirable loi qui cimente, féconde, éternise leur empire, au travers des conquêtes et de la décadence de tant d'autres nations sur la terre! Combien de parents indigents parmi nous qui recueillent leur unique subsistance des mains de leurs nombreux enfants; et c'est ainsi que prospèrent les familles laborieuses, en formant des branches multipliées qui s'enracinent partout, pour se soutenir.

Les personnes privées d'enfants en désirent et souvent en adoptent, comme des amis avec lesquels il est doux d'avoir du bonheur ou même de supporter le malheur ensemble. Soutiens de leurs aïeux dans l'adversité, consolation agréable dans les chances du monde, défenseurs du foyer paternel, combien peut être fortunée une famille qui se contente de l'héritage de ses ancêtres, et dont les brillants rejetons fleurissent comme l'ornement de la terre!

On a dit que l'amitié était plus nécessaire à la vie que la justice elle-même, et qu'elle double l'existence : quelle amitié plus durable et plus étroite pourrait-on espérer, ailleurs que dans sa propre famille, liée avec nous par le sang, souffrant de nos douleurs, participant à nos jouissances? Qui chérira davantage qu'une mère, si l'amitié s'accroît, comme l'amour, de toutes les peines et de tous les sacrifices? Tendre maternité qui prolonge son existence jusque dans celle de ses enfants, et qui trouve la plus douce des morts à confondre sa vie avec ceux qu'elle aime; l'amour, ce premier bien de la femme, est aussi le dernier sentiment qui s'éteint dans son cœur.

Et pour preuve que le mariage agrandit l'existence, c'est qu'il est la racine de toute société, et par là de toute énergie vitale. Nul doute que, par l'association, les êtres animés n'accroissent leurs forces intrinsèques, comme un faisceau de corps s'appuyant mutuellement, consolident leur résistance. Ainsi deux aimants unis obtiennent plus de pouvoir que la somme de leur attraction prise séparément. Pareillement deux êtres confiants l'un dans l'autre, décuplent, centuplent même leur puissance; par cette communauté ou fusion des âmes, une mère s'élève jusqu'à l'héroïsme pour son époux et ses enfants; l'homme travaille, et s'expose à l'extermination pour défendre sa famille; séparez-les de ces entrailles de leur vie, ils tombent dans la nullité, le dégoût; ils existaient donc pour cette espérance de leur immortalité sur la terre. C'est l'hypomochlion qui soutient l'effort de tous les leviers du moral humain. Plus l'alliance réciproque est intime, plus il y a de ressort pour repousser le mal, parce que chaque individu possède, comme par transfusion, l'ame et la vie de son coassocié; la femme profite de la fermeté de l'homme, et celui-ci hérite de toute la sensibilité de son épouse.

De plus, la société conjugale, par son uniformité, par la continuité de douces habitudes, par ce repos de deux êtres qui se confient leurs chagrins et leurs plaisirs, prend une allure régulière, exempte de ces désordres pernicieux, inséparables de l'existence célibataire. L'être isolé est plus esclave des changements, puisqu'il ne tient à personne en propre; on change de maîtresse, de gouvernante, de régime physique et moral, tandis que des époux se façonnant à la longue aux humeurs l'un de l'autre, ont fait des apprentissages, des sacrifices pour se complaire mutuellement; peuvent enfin régner en patriarches dans leur vieillesse sur une longue postérité : l'amour entre les époux devient paisible et salutaire; celui des maîtresses, toujours tumulteux, ardent, ruine en tout sens. Est-on plus certain de la fidélité d'une amie que de sa femme? Celle qui craint d'être abandonnée un jour ne prendra-t-elle pas plus ses précautions que celle qui compte sur un nœud indissoluble? Quel vieux libertin ne paie cher sa rançon à de jeunes beautés? Échappera-t-il aux rapines et aux dangers des courtisannes, les plus funestes des sirènes, ou des harpies ?

Le mariage devient donc, à tout considérer, la position la plus favorable à la santé, à la prolongation de notre carrière. Toutefois cette stabilité conjugale a besoin d'être assise sur des rapports harmoniques, pour procurer le bonheur.

Nous ne conseillerons jamais à la jeunesse encore inexpérimentée de s'engager dans des liens prématurés. Il faut que l'homme ait acquis de la solidité et du jugement, pour devenir le chef d'une famille, pour inspirer le respect à ses enfants et à son épouse.

Il faut un état ou une fortune déjà commencée pour assurer son avenir, et dans nos climats, ce n'est guère avant trente ans que l'homme arrive à la plénitude de sa vigueur. Des parents trop jeunes procréent des enfants chétifs ou débiles, outre qu'ils gardent trop peu d'empire sur eux par similitude d'âge; les parents trop vieux engendrent au contraire des enfants à demi cassés, ou vieillissant de bonne heure; d'ailleurs ils ne les verront jamais établis; ils peuvent les laisser en bas âge. L'homme conservant plus longtemps ses forces qu'une femme ne garde sa beauté, il doit prendre celle-ci moins âgée que lui de plusieurs années, afin qu'il trouve encore, malgré la vieillesse, des agréments et de la santé dans sa compagne. Il y a moins de résistance entre les volontés quand il règne une supériorité incontestable d'âge et de raison chez l'homme; il y a moins de dégoûts mutuels à supporter pendant la vieillesse, quand on ne s'est pas épousé trop jeune. On se conserve plus longuement par la raison que par l'amour; aussi les nœuds les moins serrés ne rompent pas si tôt. En toutes choses, il faut vivre à l'aise; et ni l'homme ni la femme ne doivent s'assujettir à aucune habitude qui ne pourrait pas persévérer sans effort ou sans gêne, s'ils veulent subsister long-temps. Il vaudrait mieux, pour la santé, être trompé sans le savoir que d'être jaloux sans motif, et combien de maris débonnaires n'ont été jamais mieux choyés par leurs femmes que quand elles prenaient des amants!

La polygamie n'est point heureuse; elle ne peut procurer ni la santé ni de longues années aux Orientaux; ils conviennent qu'elle est inséparable de chagrins domestiques, et que pour accorder ensemble plusieurs femmes, il faut faire régner une terreur redoutable qui tue l'amour. La succession de plusieurs épouses ou de plusieurs maris peut avoir l'inconvénient des attachements transitoires, mais elle est encore préférable au veuvage, pour la femme surtout; car l'état de viduité ajoute aux maux du célibat dans la vieillesse la surcharge des enfants ou d'un ménage à demi délaissés.

Malheur à qui se marie pour sa fortune et non pour son bonheur, à la femme qui accepte un maître, non un égal, et à l'homme qui choisit trop bas ou trop haut dans la société sa compagne! C'est traîner une chaîne, ou en être traîné; c'est consentir aux maladies du corps et de l'ame, qui en sont l'inséparable cortège; alors le célibat reprend des avantages que n'offrent ni la séparation ni le divorce. On reste moins malheureux tout seul que d'être accablé de l'infortune de toute une famille; car les femmes toujours mêlées parmi les malheurs des hommes en augmentent le poids.

Mortels, remplissez vos destinées, en suivant les inspirations de la nature; rendez à d'autres la vie qui vous fut transmise; et si c'est un bienfait, ne l'anéantissez pas. Puisque l'homme est susceptible de vertus et de bonheur, il a des titres à recevoir l'existence, comme la créature la plus digne d'honorer son créateur sur la terre.

Ainsi le célibat étant privation et isolement, dans lequel il faut se suffire à soi-même, il épuise ou détruit; le mariage étant société et soutien, réunissant deux vies en une, il la fortifie et conserve, car lui seul est conforme à l'ordre de la nature.

CHAPITRE X.

Du rapport des forces physiques et morales entre elles, relativement à l'existence.

On accorde à tout le monde de vanter sa force de corps, on ne passe à personne de célébrer son esprit. Si la nature nous montre des individus plus ou moins robustes, suivant l'âge, le sexe, les tempéraments, chacun cède plus difficilement la supériorité de raison à d'autres hommes. Notre espèce n'acquérant la prééminence sur toutes les créatures qu'au moyen de ses puissances intellectuelles, elle se place d'autant plus haut par sa supériorité sur les brutes, qu'elle obtient un génie plus transcendant. Aussi la véritable différence d'homme à homme est celle de la capacité de l'entendement, tandis que la force physique est ce qui domine entre les bêtes.

La plupart des humains, cependant, préfèrent l'avantage de la vigueur corporelle, faute de mieux, sans doute. L'enfance, l'adolescence voyant chaque jour grandir leur énergie, tendent à la développer par tous les genres d'exercices, comme à la mesurer par la comparaison de leurs efforts. Tout déploiement d'activité convient à cet âge, en ce qu'il fortifie l'organisme, et nous aimons voir une magnanime jeunesse s'exerçant à la lutte, à la palestre, à la course; revêtir ces formes musculaires, athlétiques, qui promettent à son avenir une santé robuste; même quand elle outrepasse par moments le but, il sort de sa vigueur native des ressources suffisantes pour réparer le dommage de quelques excès.

Cette estime des forces physiques est donc nécessaire pour préparer une vie saine et longue, pour connaître ce qu'on peut, pour repousser avec courage ces terreurs pusillanimes qui assiègent les inexpérimentés et les faibles. Alors, jouissant pleinement de son être, *on marche dans sa force et dans sa liberté*, puisque l'existence valétudinaire n'est qu'une longue maladie.

Mais pour l'ordinaire, ces mortels trop exclusivement idolâtres de leur corps aspirent à leur comble. Ils mangent beaucoup, parce qu'ils dépensent beaucoup. Tous les actes violents, ils s'en font un mérite, ou les poussent à l'abus, pour se parer d'une gloire insensée; dans leurs défis mutuels, à table, au lit, à cent autres luttes, ils crèvent d'efforts, sur le théâtre hasardeux de leurs extravagances.

Ne voit-on pas d'ordinaire les gens du bas peuple, si musculeux, si prompts aux coups de main, prêts à manger, à s'enivrer, toujours disposés au tumulte, et même au carnage, dans les révolutions :

Sævitque animis ignobile vulgus.

Aussi ces êtres sans éducation sont toujours secoués par des passions plus furibondes que l'homme bien élevé et réfléchi ; de là vient que l'étude des lettres fut jadis qualifiée du titre d'*humanité*; elle retire de l'*animalité*, en rappelant vers le cerveau ce feu de la sensibilité qui, s'embrasant dans le cœur dès la jeunesse, pousse à des actions bestiales ou téméraires.

Rien de plus capable de nourrir la témérité et l'orgueil que cette présomption de sa valeur corporelle, ce déploiement colossal des muscles, aux dépens de l'encéphale, ainsi qu'on l'observe chez ces *héros* brutaux dans leur grossière épaisseur, lourdes machines pour les travaux de force, comparables à des chevaux. Rarement ces champions des halles, ces porteurs à larges épaules, ces vigoureux manœuvres, atteignent un grand âge, alors même qu'il ne leur survient aucun accident; ils subsistent trop en brutes. Leur genre de vie les entraîne à des excès inévitables, à des essais périlleux. On se plaît à tendre leur audace, on les excite à se mesurer dans des assauts capables de causer des ruptures funestes, soit de tendons, soit surtout de vaisseaux sanguins dans les poumons, et même le cœur; souvent il en résulte des anévrysmes, des hémorrhagies mortelles. Ainsi qu'on l'a dit, le mieux est l'ennemi du bien, car lorsqu'on atteint le sommet de sa vigueur, comme ces corps athlétiques, c'est alors qu'on en doit redouter la ruine.

Tolluntur in altum
Ut lapsu graviore ruant.

Il y a donc incomparablement plus d'avantages à se juger faible de corps, puisqu'on se ménagera mieux en toutes choses. L'utilité des constitutions débiles est à cet égard tellement manifeste, qu'on les voit presque toutes, à l'aide des soins dont elles s'environnent, atteindre les âges les plus avancés; c'est ainsi qu'il existe deux fois plus de femmes octogénaires que d'hommes. Par la même raison, une diète modérée prolonge les jours, comme tous les genres de continence, qualifiés du nom de sagesse dans la conduite de la vie. L'existence sans doute se traîne alors, semblable à ces lampes veilleuses qui n'exhalent qu'une pâle lueur, et consument longuement le liquide qui les alimente.

Nous ne conseillerons donc à personne de se croire plus faible, ni de tenter de se rendre plus robuste que sa complexion ne le comporte. Végéter tristement dans la langueur n'est pas mieux vivre que de s'élancer dans les hasards d'une carrière audacieuse. L'existence délicate convient surtout à cette haute fortune qui procure mille soins empressés pour la soutenir, ou mille délices pour en jouir; elle sait se concilier avec l'activité de l'ame et la culture des lettres, des sciences et des beaux-arts. La vie athlétique, au contraire, est appropriée aux rangs inférieurs de la société, contraints d'arracher leur dure subsistance par le travail des mains ou les fatigues musculaires. Cependant le pauvre, robuste, est habituellement privé des moyens de se plonger dans des excès désastreux, lorsque le riche valétudinaire ne manquera jamais, dans ses craintes énervantes, d'aucun secours pour écarter la plupart de ses besoins réels; mais, par une égale difficulté, tandis que l'opulent devrait se restreindre à la sobriété, on conseille à l'indigent de se nourrir plus copieusement, afin que chacun d'eux mesure de longues années. Or, ces règles n'étant que trop rarement accomplies, l'un regorge d'abondance, lorsque l'autre succombe à sa disette.

L'équilibre entre les puissances physiques et le développement du moral doit se proportionner à la condition dans laquelle nous place la fortune. Toute vie désordonnée à cet égard menace ruine ; le pauvre qui, privé de bons alimens, extenue trop son corps ; le riche qui, gorgé de mets succulents, prétend briller par l'intelligence, manquent tous deux leur but. Les muses sont aussi sobres que chastes ; Hercule était grand mangeur et rude joûteur à toutes les luttes, excepté celles de l'esprit. Faire travailler celui qui a faim, et faire méditer quiconque nage dans les délices de l'opulence, est pareillement meurtrier.

C'est donc un déréglement égal pour miner la plus brillante santé. Toutefois, une vie active est plus salutaire que la contemplative, car la première répartissant régulièrement la nourriture dans les diverses régions du corps, les forces animales s'y distribuent avec équilibre, au lieu que dans le repos de la réflexion, le cerveau seul opère d'autant mieux que le reste de l'organisme jouit de plus de repos. Cette congestion cérébrale devient alors pour l'économie un effort partiel ou inégal, qui a besoin d'être réparti ensuite dans un mouvement plus général. Tout de même, la nutrition copieuse qui ne serait point accompagnée d'un exercice proportionnel causerait des stases périlleuses, soit de sang, soit d'humeurs, en quelques appareils organiques. Ainsi la réfection doit correspondre aux déperditions.

D'après ces règles, il y a péril dans le trop comme le trop peu de nutrition et d'action pour notre économie physique ; mais, par une heureuse compensation de notre nature, le rapport n'est plus le même quant au moral. Certes, tous les hommes ne sont ou ne peuvent point devenir égaux entre eux par les facultés intellectuelles, mais tous sont susceptibles de les développer dans une sphère plus ou moins vaste, et puisque celle-ci n'a aucune limite déterminée, chacun essaiera librement ses forces, selon ses moyens. On n'en doit excepter que les imbécilles de naissance.

Ici l'audace devient non-seulement permise, mais recommandable. Cependant il y faut de la mesure et de l'ordre. L'intempérance du savoir, cette fièvre effrénée des études, sont capables d'énerver les forces corporelles dans l'enfance surtout, et de renverser la raison, qu'elles étaient destinées à agrandir. Pareille à ces liqueurs brûlantes, dont une quantité modérée suscite l'énergie des centres nerveux, mais dont l'abus enivre et accable, ainsi la science ne doit être distribuée qu'à proportion de la capacité cérébrale. Toutefois, l'encéphale déployant par l'exercice ses facultés, bientôt un succès devient un nouvel échelon pour en atteindre de plus éclatants.

Ainsi l'homme éclipsé dans l'étroite enceinte de ce globe obscur peut s'élancer par la pensée jusque par-delà l'infinité des soleils et des temps. Par cette carrière illimitée, il est libre dans le cercle donné des possibilités de son organisation.

Il doit donc, contre l'opinion vulgaire, peu présumer de son corps, mais beaucoup de son génie; diminuer les excès du premier pour étendre les efforts du second. En effet, on peut dire que la nature nous institua moins pour subsister matériellement, que mentalement par la lumière de l'intelligence, dans la société civilisée. Car si chacune de nos parties est appelée à remplir ses fonctions pour obtenir complétement toute notre santé et notre puissance originelle, le plus noble et le plus parfait de nos instruments doit-il rester inactif? L'homme possède-t-il sans cette activité tous ses attributs? L'ignorant ou le sot, qui, négligeant l'organe le plus important de tous, n'exerce aucunement l'encéphale, n'est pas plus un être complet que l'idiot privé du libre jeu de la raison. On voit, au contraire, l'homme exalté par l'action cérébrale, ranimer son existence; les jouissances de son esprit font une heureuse diversion aux souffrances de son corps; la force de l'ame remédie à la faiblesse de nos membres. Le simple animal, au contraire, succombe sans soutien comme sans espoir aux chocs physiques, parce qu'il est pour ainsi dire tout matière, et tranché tout entier d'un seul coup.

C'est donc se créer une nouvelle flamme de vie, que d'employer celle des facultés mentales; cette vie devient d'autant plus nécessaire que les hommes remarquables par leur haute intelligence subsistent avec un corps débile. La plupart d'entre eux atteignent de longues années par cette vivification du moral qui entretient le concert de l'organisme. On se soutient alors par la tête : l'espérance, la curiosité, l'amour de la gloire et d'autres jouissances de l'esprit ressuscitaient dans Voltaire une existence défaillante. Théophraste, Solon, mille autres savants ou philosophes, conjurèrent ainsi longuement le temps en se nourrissant d'études délicieuses, affranchies des soucis de la terre.

Dans toutes ces fonctions mentales, l'extension est plus profitable que l'intensité; les efforts prématurés de l'intelligence, dans Pascal, avant son parfait développement organique, durent contribuer à sa jeune caducité et à sa mort précoce : de même les excès ruineux du corps, dès la jeunesse, ont épuisé toute la sève de l'esprit dans Gentil Bernard et tant d'autres voluptueux qui se sont survécu honteusement avant la vieillesse.

Aussi la nature nous montre les bornes de notre corps, mais n'en donne aucune à l'activité de l'esprit. Par cela seul qu'elle présente mille obscurités à l'intelligence, ce sont autant d'attraits qui l'excitent à dévoiler ses beautés mystérieuses. Nous verrons comment notre espèce doit sa durée, généralement plus prolongée que celle des brutes, à ce stimulant moral de curiosité, de désirs et de pensées, fonctions naturelles de son vaste encéphale. Aussi lorsqu'il n'y a plus d'enchantements à espérer sur la terre, il ne reste rien à apprendre; on n'a plus qu'une vie grossière, et son nectar est dissipé.

LIVRE DEUXIÈME.

HYGIÈNE RELATIVE A L'EXISTENCE SOCIALE OU POLITIQUE ; MOUVEMENT GÉNÉRAL DE LA CIVILISATION.

La mythologie antique, dans la fable de Pâris et des trois Déesses, nous présente l'allégorie de la vie humaine, aspirant à la félicité. Jupiter ayant convié tous les dieux et les déesses à un grand festin, excepté la Discorde, celle-ci se vengea de cet oubli en lançant au milieu de la table une pomme avec cette inscription : *A la plus belle.* Vénus, Junon et Minerve, prétendant chacune l'obtenir, choisirent pour juge le berger Pâris, qui captivé par le plaisir, accorda la pomme à Vénus.

Le festin de Jupiter sans la Discorde est l'image de la société humaine dans l'union primitive de son enfance ; la Discorde jetant la pomme pour la plus belle représente cet essor de l'ambition pour obtenir la plus heureuse ou la plus belle vie. Les trois déesses empressées à conquérir la pomme désignent les trois principales carrières où l'homme s'engage à la poursuite de la félicité : le plus grand nombre espère la rencontrer dans Vénus ou les voluptés de l'amour ; d'autres la cherchent dans la route des honneurs et des richesses, ou de la puissance ; ils préfèrent Junon ; enfin le petit nombre adresse la pomme à Minerve, c'est-à-dire à l'étude et à la vie contemplative, philosophique ou religieuse, comme à la pratique du courage et des vertus, puisque Minerve est aussi la belliqueuse Pallas.

En effet, les hommes, en sortant de l'état sauvage ou de l'enfance de la civilisation, n'ayant encore aucune possession en propre, se nourrissent à la commune table de Jupiter sans la discorde; mais bientôt le *tien* et le *mien*, par l'établissement des sociétés, fait éclore le désir d'une carrière de félicité ; la *jeunesse* ne songe d'abord qu'aux plaisirs, à la joie, à l'amour, à tout ce qui délecte les sens : c'est le règne de VÉNUS. Dans la *virilité*, l'intérêt des grandeurs et de la richesse vient nous arracher aux délices ; car, placés à l'époque de la vigueur, nous vivons pour l'ambition, qui donne l'empire à JUNON. Mais soit qu'un âge plus mûr change nos goûts, soit que l'ardeur de connaître ou le désir de la sagesse nous transporte hors du tourbillon du monde, il est des hommes qui préfèrent le bonheur de l'étude et la contemplation, comme la pratique des vertus et de la philosophie; la *vieillesse* offre la pomme à MINERVE.

Il y a pour toute cité, nation ou état, trois ordres ou degrés, lesquels se rapportent à ces trois genres de vie analogues aux facultés de notre âme. Vénus domine sur les sens voluptueux, les fonctions inférieures de l'organisme comme la partie concupiscible, ou la reproduction et la nutrition ; ainsi la jeunesse avec le commun peuple, qui n'a d'autre vœu que celui de jouir, de multiplier ou de vivre sensuellement, constitue la masse générale, et tous les empires ont commencé par ce genre d'existence.

Junon représente les passions ambitieuses, et domine sur les viscères, la poitrine, foyers des principales fonctions de la vie, comme sur le cœur, le foie, auxquels on attribue l'irascibilité, l'ardeur de l'ame. Le guerrier, les rangs intermédiaires de la société, s'évertuant pour atteindre aux richesses, et au faîte du pouvoir, composent cet état, ou lui appartiennent.

Minerve enfin, qui règne par le cerveau ou le développement des facultés intellectuelles, représente la partie gouvernante et supérieure des empires, qui doit exercer la justice, la prudence, la morale; telles sont la magistrature, la religion, la philosophie, dignes d'être placées à la tête des nations.

L'espèce humaine s'attache ainsi à trois sortes de biens, à ceux du *corps*, ou la volupté; à ceux de la *fortune*, ou des choses extérieures, comme les rangs et les honneurs; enfin à ceux de l'*ame*, ou de l'*esprit* qui conduit à la vie philosophique et méditative.

Des maladies correspondent à ces genres de vie. La poursuite des jouissances du corps engendre les affections internes des viscères abdominaux et des organes génitaux; la recherche ardente de la richesse, au travers des passions et des émotions morales, développe les maladies du cœur et des gros vaisseaux, les anévrysmes, les hémorrhagies, les affections du foie, celles de la poitrine, etc.; enfin les grands travaux de l'intelligence peuvent amener les apoplexies, les paralysies et la classe nombreuse des névroses. On voit, en effet, prédominer ces genres de maladies dans les sociétés politiques et parmi les classes d'hommes livrés à chacun de ces genres de vie, en sorte que chacun d'eux est puni par où il pèche le plus.

De même les sociétés humaines voient tour-à-tour, dans le cours de leur histoire, se développer ces trois modes de vitalité, pour ainsi dire. Les peuples simples et primitifs ne s'occupent qu'à s'accroître et se procurer les moyens de subsistance, pour profiter des bienfaits naturels de la vie physique. Devenus nombreux et puissants, l'ambition les emporte, ils déploient leur vigueur dans les combats et s'enrichissent par des conquêtes ; enfin l'époque de l'industrie et de leur opulence amène une civilisation plus parfaite; ils fleurissent dans la culture des lettres, des sciences et des arts. Ces trois périodes se remarquent dans la vie individuelle comme dans la durée des nations, qui accomplissent aussi les mêmes destinées.

Mais, après cette vue générale du genre humain s'élevant dans la civilisation, il s'agit d'examiner comment chaque condition des existences particulières influe sur la santé, modifie nos fonctions organiques, prolonge ou raccourcit l'existence, et la rend plus ou moins fortunée.

CHAPITRE PREMIER.

De la civilisation et de la barbarie, relativement à la constitution physique des hommes et à leurs facultés.

Rien ne démontre mieux que l'animal est *un* dans sa constitution naturelle, et que l'homme est *multiple*, que cette prodigieuse variété d'états politiques ou d'institutions, de religions et de coutumes des diverses nations du genre humain. Aussi les brutes, circonscrites dans les limites de leur instinct, ne subissent guère de maladies, à moins qu'elles ne transgressent ces limites; mais l'homme, s'abandonnant à son indépendance originelle, peut se ployer à tout, comme il peut être blessé de tout; et parce qu'il remplit tant de rôles sur le globe, il s'enivre de toutes les jouissances, comme il est terrassé de toutes les infortunes.

En effet, l'animal ne connaît ni la pauvreté ni la richesse; il ne devient, dans son état primordial, ni sujet ni maître, et n'est jamais condamné, pour vivre, à un labeur perpétuel, ni dominé par des lois impérieuses, qui restreignent ses volontés ou compriment ses désirs. Il n'a guère de rapports qu'avec la nature ou la nécessité des choses, tandis que l'homme supporte de plus l'éternelle contrainte de ses semblables, et le conflit perpétuel des opinions qu'il s'impose lui-même, enfin jusqu'aux plus ridicules tyrannies, aux mascarades sociales, dont il ne lui est pas permis de s'affranchir sans un autre ridicule. Qui réunirait dans un seul lieu des individus de toutes les régions du globe affublés de leurs bizarres costumes avec leurs démarches, depuis le petit-maître de Paris, ou le *fashionable* de Londres, jusqu'au Hottentot enduit de suie ou de bouze de vache, y verrait la plus complète série d'extravagances, et combien l'homme doit paraître l'animal le plus fou, le plus risible, et certainement le plus inexplicable de la nature. Que serait-ce si nous ajoutions encore les absurdes pratiques d'austérités et ces martyres volontaires de tant de fakirs, de bonzes, enfin les mutilations, les supplices horribles inventés pour soutenir tant de monstruosités soit politiques, soit religieuses, et consacrées par les lois des nations, selon les temps et les lieux, mais qui deviennent des crimes atroces en d'autres siècles et sous d'autres climats? Cependant l'homme s'immole pour ces chimères, et dans son ignoble furie, il court massacrer quiconque ne pense pas comme lui!

En reconnaissant toutefois la nécessité locale de diverses croyances pour constituer plusieurs corps de nations indépendantes; sans prétendre justifier ni commander ici aucun mode de gouvernement et de culte, on ne saurait douter que chacun d'eux n'influe spécialement sur la santé des hommes qui s'y trouvent assujettis. Tel doit être l'objet de notre étude.

La barbarie est cet état de raideur coriace, de rigidité musculaire et nerveuse, avec cette âpreté, cette inflexibilité revêche, résultante de la tension, ou de la dureté grossière des organes matériels. En effet, un cannibale, par ses fibres racornies dans son genre de vie, résiste en insensible aux maux, tels que les intempéries d'un ciel brûlant ou glacé, aux chocs, aux blessures, aux déchirures, à la faim, à la soif; il supporte les privations avec patience par nécessité, avec constance, par amour-propre et courage, jusque là qu'il se cabre même contre les biens que lui promet la sociabilité et ses douceurs. Toute habitude polie lui paraît servitude, avilissement : faisant gloire de mépriser nos jouissances, il s'enfonce fièrement dans ses solitudes, le casse-tête à la main, au hasard d'y trouver la mort, mais certain de sa liberté.

La civilisation, tout au contraire, est l'empire des habitudes qui depuis long-temps ont assoupli l'organisation sous l'autorité politique, sous les rites religieux, et ont rendu les membres dociles à l'éducation, à l'instruction dès l'enfance, de même qu'on apprivoise de jeunes animaux sauvages, sous le joug de la domesticité : aussi faut-il attendrir d'abord les individus en les tenant renfermés à l'abri des injures de l'air libre, comme en les appâtant d'une nourriture délicate facilement digestible et abondante. Les organes se moulent aux accoutumances, tels qu'une pâte ductile, fléchissant sans effort sous la main qui la pétrit. Dans ce mol abandon, l'homme devient passif ou même indolent et lâche, puisque les peuples les plus flexibles ou les premiers civilisés, comme les Chinois, ont été ceux des pays chauds et des terrains humides, fertiles, qui offraient une nourriture sans peine, tandis que les lieux secs, stériles, froids, montagneux, présentèrent de tout temps des caractères indépendants, sauvages, âpres ou rebelles au joug de la société civile.

Ainsi, chez l'homme social, les impressions morales dominant, ont ployé et façonné à leur empire ses facultés; l'homme inculte n'obéit qu'aux impulsions d'une nature indomptée; tout ce qui a l'apparence d'une contrainte le heurte, le révolte comme un joug insupportable : c'est pourquoi les premiers législateurs firent dépendre leurs institutions de la Divinité même, comme une obligation imposée par l'auteur de la nature. Alors l'homme féroce courba sa tête; alors la société enfantée fit luire l'aurore de toutes les sciences, de tous les arts sur la terre.

On a fort bien remarqué que l'abstinence du vin ou des boissons spiritueuses, celle de la chair de porc, d'anguille, indigestes sous des cieux ardents, comme l'institution des carêmes, du rhamadan, etc., et des ablutions journalières, offraient, dans les cultes orientaux, plutôt des codes d'hygiène publique que des préceptes sacrés. On peut même découvrir dans les lois morales proclamées par tous les législateurs religieux, en ce qu'elles offrent de plus conforme à notre constitution physique et à la conservation des sociétés, la manifestation des volontés suprêmes de la Nature. La plus sublime religion devait annoncer la plus pure morale, et cette voix céleste de la Divinité, en effet, établit les sociétés les plus parfaites. Le seul christianisme procure aujourd'hui la civilisation la plus avancée sur le globe, et par là une existence vigoureuse plus conforme à la dignité humaine. Ces magnifiques prérogatives appartiennent à la loi de l'Évangile, sous laquelle fleurissent les nations européennes et leurs colonies dans les deux hémisphères. Nul autre peuple connu ne s'élève si haut dans l'ordre des intelligences et de l'industrie sociale, tandis que d'autres cultes soumettent au contraire les nations à une éternelle minorité d'esprit, comme l'islamisme, le lamaïsme ou boudhisme, le brahmanisme, etc. Une autre raison de l'abaissement dans lequel ces rites sacrés courbent les facultés, c'est afin d'assujettir davantage les peuples au gouvernement despotisque ou arbitraire, le seul pour lequel ces religions semblent être fondées. Aussi dans toute l'Asie, l'autorité religieuse, associée à la puissance politique, garrotte de doubles chaînes les hommes dans leur essor intellectuel et moral; ils végèteront, ils mourront éternellement esclaves comme leurs ancêtres, en tombant successivement dans la vie, à la manière des bêtes dont les générations se perpétuent avec une désespérante uniformité d'abjection et de stupidité. Ces nations engourdies s'endorment dans l'ombre de l'ignorance, lorsque d'autres se lèvent à la lumière des sciences, et, quoiqu'à pas inégaux, s'avancent dans la carrière de l'industrie ou celle de la liberté, presque toujours parallèles et compagnes.

Certes, à considérer cette unique différence, l'homme en état de déployer librement ses facultés dans la société civilisée devient, au moral comme au physique, non-seulement supérieur à celui qui se traîne sous le faix d'un double joug politique et religieux, mais il sait mieux remplir encore sa destination naturelle. Son franc arbitre le fait jouir de la plénitude de la santé, de la vie. C'est en quoi se sont évidemment abusés les philosophes qui attribuent, les uns avec J.-J. Rousseau, aux sauvages, les autres avec Hobbes, de Maistre et M. de Bonald, à l'esclave rivé aux fers des empires et des cultes, un immense ascendant sur notre civilisation perfectionnée. Mais il est manifeste que l'Européen, même en faible nombre, domine également, et l'Américain féroce dans ses forêts, et l'Indou superstitieux dans ses vastes cités. Il les instruit de ses arts, il les dompte par ses armes et son courage; partout il se montre au premier rang dans la race humaine. Est-il toutefois plus heureux? c'est ce qu'il s'agit d'examiner.

Sans contredit, le bonheur est tellement relatif à nos habitudes, à nos goûts particuliers, à notre tempérament même, que la félicité du sybarite ferait le désespoir du héros. Le Caraïbe farouche, dédaignant nos sciences, nous regarde comme des êtres volontairement serviles, et préfère hautement les périls, la lutte perpétuelle de sa fière indépendance, au luxe, aux commodités de la vie perfectionnée [1]. Il regagne ses antiques forêts, berceau de ses aïeux, lorsque nous accourons dans les villes pour développer notre intelligence, nos talents, ou jouir des faveurs de la fortune, des charmes d'une société plus douce et plus éclairée, au sein des plaisirs qu'elle a su rassembler. Entre ces deux genres d'existence, lequel a le droit de condamner l'autre? Chacun peut choisir sa carrière suivant ses désirs; cependant les résultats déposent, par des témoignages irrécusables,

[1] Franklin, Crevecœur (*Voyage dans la Haute-Pensylvanie*), Weld (*Voyage au Canada*), Malouet (*Voyage à la Guyane*), Acerbi (*Voyage ou nord*), Turnbull, Perrin Dulac, etc., ont considéré les Sauvages comme dans un état plus heureux que les peuples civilisés; telle n'est pas l'opinion de Volney, de Péron, de presque tous les voyageurs récents qui ont contemplé l'espèce humaine, dans sa misère et sa nudité à la Nouvelle-Hollande, à la terre de Diémen, etc. La vie et la force de corps sont incontestablement plus énergiques dans notre état de civilisation perfectionnée, d'après les expériences du dynamomètre.

de la valeur relative de ces différents systèmes de vie.

Il fut un temps sans doute, où le globe, inculte encore, nourrissait à peine quelques peuplades dispersées dans l'état sauvage, et, si l'on veut, riches de cette primitive innocence, de cette heureuse indépendance chantée par les poètes sous le nom de l'âge d'or. Sans contredit, sous un climat prospère et sur un sol fertile, il étoit doux de laisser écouler la vie avec insouciance, exempte d'ambition, sans autres besoins que ceux auxquels fournit suffisamment la nature avec le moins de travail possible. Quelques fruits, des racines agrestes, une proie facile, une femelle et un abri, voilà de quoi traverser une existence libre d'inquiétude, et pacifique, comme on nous peint les anciens gymnosophistes de l'Inde, subsistant plus d'un siècle dans la nonchalance, protégés sous l'ombrage des figuiers religieux, et ignorant les maladies comme les arts de notre civilisation.

Mais si tel dut être l'état originel de notre espèce sur la terre, pourquoi l'a-t-elle abandonné? Refoulés par une population surabondante, dit-on, sous des cieux plus âpres, en des régions stériles ou moins prospères, les humains furent contraints d'arracher au sol, par une culture opiniâtre et laborieuse, une subsistance régulière et plus assurée. La propriété naquit, et avec elle les lois tutélaires qui la garantissent et la transmettent. Bientôt la guerre sortit de la lutte des intérêts, et le féroce Tartare, domptant le cheval, vint fondre, le fer à la main, sur le paisible Chinois. Partout l'être délicat et timide devint la victime de l'homme audacieux et méchant; l'empire appartint au plus courageux ou au plus ha=

bile. La nature semble crier à haute voix par toute la terre : Malheur aux faibles et aux vaincus ! Après avoir détruit les bêtes voraces et les monstres, l'homme prend à tâche de combattre désormais sa propre espèce, ou du moins les individus s'efforcent d'exister aux dépens les uns des autres : ainsi les nations se disputent et s'arrachent la proie de la terre.

Il n'y a donc point de vie à jamais affranchie des liens avec nos semblables, soit qu'ils nous asservissent, soit même qu'ils nous secourent. Ni les déserts de la brûlante Afrique, ni les effroyables solitudes du Nouveau-Monde n'ont pu dérober à l'esclavage l'Américain et le Nègre. C'est donc une condition de notre race, de tenir par quelque nœud au bonheur comme au malheur de la grande famille du genre humain. Ainsi la somme de nos biens et de nos maux, c'est-à-dire les causes qui influent sur notre santé et notre vie, ne sont pas uniquement le résultat des chances de la nature qui nous enveloppe ; il s'y joint toutes celles des rapports de l'amitié et de l'inimitié de nos semblables.

Sans doute, en nous plaçant sur cette terre, la nature devait à chaque homme, de même qu'aux autres créatures, une portion égale d'avantages à recevoir et d'inconvénients à supporter. La capacité de jouir et de souffrir, la force vitale ou l'énergie nerveuse demeurent partout à peu près les mêmes, excepté les différences qu'y introduisent nécessairement les climats et la diversité du régime alimentaire. Des habitudes longuement contractées, et même devenues une nouvelle nécessité en chaque pays, créent des jouissances de ce qui serait supplice pour d'autres contrées. Car sûrement la graisse rance des phoques ou des baleines, ces délices des repas du Samoïède et de l'Esquimau, paraîtrait une horrible nourriture au brame délicat, au doux banian de l'Inde, satisfaits de figues sucrées et de riz épicé. Par cette heureuse flexibilité de la constitution humaine, toutes les conditions de la vie, lorsqu'elles ne sont pas excessives, se trouvent à peu près égalées, et les sorts si variés dans lesquels chacun de nous est jeté mesurent une proportion de biens et de maux, correspondante à la plupart de celles des autres hommes.

Si ce résultat général suffit pour justifier la loi du monde physique, il ne saurait contenter l'organisme parmi les conditions humaines les plus diversement partagées dans une sociabilité, partout fondée sur des inégalités de plusieurs genres.

Je veux qu'un climat chaud et accablant fasse trouver délicieuse à l'Indou cette existence contemplative et paresseuse dans laquelle il se plonge; j'accorde que parmi les steppes du plateau de la froide Tartarie, le Mongol, à cheval, se plaise dans ses courses vagabondes ou sous ses tentes nomades, lorsque l'Européen policé s'entoure des produits des arts dans ses villes, mais n'y a-t-il aucune différence dans la santé, dans la durée de la vie de ces peuples divers? Le riche ou le pauvre, le serviteur ou le maître, le citoyen d'un état libre, ou l'esclave d'un despote, l'adorateur d'un fétiche, ou le philosophe religieux, enfin le guerrier, le magistrat, le prêtre, subissent-ils des chances égales dans le cours de leurs années? La politesse, la barbarie sont-elles pareilles pour la santé, comme pour le bien-être?

D'abord, si l'on examine la modification de santé

entre les tribus sauvages et les nations policées, il faut tenir compte de l'insouciance de toute culture, chez ces peuplades dans l'état de nature. La difficulté de se procurer les premières nécessités de l'existence, une nourriture toujours rare et précaire, la rapide destruction des forces assaillies par les besoins de tout genre, au physique et au moral, par l'absence des secours et des communications avec leurs semblables, jusque là même que des parents, plus malheureux encore que dénaturés, sont contraints d'abandonner les malades, les estropiés, les enfants incapables de se suffire dans une extrême détresse; voilà des sources continuelles d'infirmités et de misères qui désolent ces infortunés; voilà cette vie représentée comme l'âge d'or du bonheur et de l'indépendance du genre humain.

Il en est tout autrement dans nos sociétés civilisées. Quel est le plus imbécille idiot qui ne soit pas garanti parmi nous, dans son existence, qui ne sache même, malgré sa stupidité, perpétuer son espèce, lorsqu'il peut gagner sa nourriture dans les travaux mécaniques, soit de l'agriculture, soit des manufactures? il vivra exempt des périls, des privations rigoureuses qu'on subit parmi les forêts vierges de l'Amérique; ou sous les plus âpres climats de la torride et des régions polaires. Dans nos situations sociales, l'homme protégé par des lois, sinon égales pour tous, du moins qui défendent ses jours et ses propriétés, est rarement exposé aux violences, aux meurtres et autres excentricités criminelles si fréquentes dans un état féroce; nos biens, assurés et transmis à nos familles par le patrimoine de leurs ancêtres, s'étendent dans la postérité, avec une pro=

géniture nombreuse; celle-ci s'allie, se soutient encore par des unions multipliées avec d'autres familles dont l'existence est pareillement conservée au moyen des acquisitions ou des possessions héréditaires.

La cécité, la surdité, la mutité, dans l'état sauvage, sont incompatibles avec les moyens de se procurer l'existence, au lieu qu'en Europe et chez tous les peuples policés, ces privations d'importantes facultés n'empêchent pas de conserver, de propager sa vie. Les affections tuberculeuses des poumons, parmi les vicissitudes de la vie sauvage, développent rapidement ces inflammations pulmonaires si meurtrières, tandis que les douceurs de la civilisation nous savent soustraire à l'injure des saisons. Enfin, tous les soins de la société domestique, tous les secours de la médecine, offrent mille moyens de conservation capables de garantir les familles de la perte prématurée d'une foule d'individus. De là cette immense multiplication des peuples civilisés, soit à l'aide d'aliments salubres, abondants, ou d'un régime régulier, judicieux, soit sous l'abri des habitations saines pour nous exempter de l'humidité, du froid, de l'extrême chaleur, etc. Mais un Iroquois, dépouillé de tous ces bienfaits, de tout secours médical et chirurgical, dans ses blessures, ses maladies, voit bientôt devenir mortelles des péripneumonies et pleurésies, des inflammations, des rhumatismes, des engorgements, ou mille autres affections; lors même qu'elles ne tuent pas, elles détériorent profondément les constitutions, elles mutilent les individus; elles transportent enfin à leur postérité des semences fatales de maladies irremédiables. Aussi la vie sauvage ne laissant subsister que des hommes robustes, moissonne bientôt les faibles et les vieillards ; l'existence n'est qu'un effort perpétuel et violent contre tous les besoins qui viennent frapper l'être isolé et sans asile comme sans secours.

De plus, parmi nous, l'introduction de l'inoculation et de la vaccine conserve beaucoup d'individus, tandis que la petite vérole décime par des ravages effrayants ces peuplades barbares.

Sans doute, dans les sociétés civilisées, il y a le développement des maladies mentales par l'exaltation des passions, des intérêts sociaux, par la cupidité, l'avarice, les dépravations même du luxe, les tourments des opinions religieuses, les craintes et les espérances de la politique, les fureurs de l'ambition, que suscite la jalousie des rangs ; voilà les poisons qui fermentent dans les esprits, aigrisent les névroses, l'hypochondrie, l'hystérie, les manies ou la mélancolie dévote, etc. Ces abherrations peuvent même, comme la folie, se propager dans les familles et à d'autres individus. Mille personnes débiles, maléficiées, pourtant subsistent artificiellement par les avantages de la fortune et de la vie sociale ; elles peuvent perpétuer leurs maladies, leurs complexions détériorées, héréditaires, ou propager des prédispositions morbides, comme la folie, la goutte, l'apoplexie, la phthisie, etc. Il serait convenable que les gouvernements circonscrivissent ces genres de maux dans des familles ou des individus, afin de les éteindre avec eux, de les isoler graduellement dans le célibat ou dans un cercle particulier d'alliances. Toutefois, par des unions de choix, telle personne robuste avec une plus faible, ramène les produits de ces mariages à un équilibre plus salutaire, puisque les bossus, les boiteux, les manchots, etc. engendrent des enfants bien constitués. Ainsi, à l'aide des admirables secours que le gouvernement de la race humaine apporte en dédommagement, les maux physiques et moraux reçoivent des remèdes appropriés; les germes des maladies héréditaires se détruisent, une population nombreuse et brillante cultive en paix des campagnes qui nourrissaient à peine dans les anciens âges du monde des peuplades rares, errantes au milieu de leurs incultes déserts[1].

En résultat, les inconvénients et les avantages de la civilisation sont plus étendus que ceux de la vie sauvage; nous jouissons de plus grands biens, mais nous subissons par compensation des maux plus multipliés, des affections plus fréquentes. Toutefois les moyens de nous en garantir étant incomparablement plus nombreux que dans l'état de barbarie, la santé policée, malgré les dépravations qu'elle supporte, procure au total uue vie plus longue et plus heureuse jusque sous des climats rigoureux que l'état sauvage. Dans celui-ci, l'homme surtout exposé aux chocs extérieurs, s'endurcit et devient insensible ou robuste; mais il s'use dans cette carrière rude et privée de secours; l'homme civilisé, plus sensible, plus tendre, doit à l'état social une foule d'affections intérieures et viscérales résultant des ébranlements multipliés de son système nerveux; mais mille moyens tutélaires réunis autour de lui

[1] Par exemple, la Guyane française, aussi grande que le tiers de la France, et plus fertile, nourrit à peine une population de 25,000 Sauvages, ou Galibis, etc.

par les arts et l'industrie, prolongent les facilités et les douceurs de son existence [1]. Heureux esclave, sensuel épicurien, a-t-il le droit de dédaigner ce fier Algonquin ou ce Huron intrépide, content de sa rustique indépendance?

[1] Le principal effet de la civilisation est de développer l'*hypochondrie*, ou cet état de nevrose intestinale, accompagné de l'exaltation des facultés cérébrales et de l'excitabilité des nerfs de la vie extérieure. Plus on perfectionne son moral dans la société, plus il existe de disposition aux maladies nerveuses, qui poursuivent surtout les littérateurs, les savants, les personnes d'un haut rang, les mieux élevées dans toutes les délicatesses de la sociabilité. Ainsi, plus il y a de civilisation dans un état, plus il éclate des affections mélancoliques, des folies et manies, tandis que chez le barbare, espèce d'animal inculte ou indompté, les fonctions brutes de la digestion, de la reproduction, etc., prédominent. C'est en ce sens qu'on doit entendre ce mot de J. J. Rousseau, que *si nous sommes destinés à vivre sains; l'homme qui médite est un animal dépravé.*

Aussi, la civilisation extrême, considérée physiologiquement, doit être regardée comme un état de névrose, ou un prodrome pathologique de l'appareil nerveux.

CHAPITRE II.

Résultats de l'isolement et de la société sur la santé, et les fonctions de l'organisme.

Nous n'appartenons point à nous-mêmes, et quiconque subsiste pour soi seul, sort de l'ordre. Croyant se rendre indépendant de tout, l'égoïste est, au contraire, retranché de la grande communion des créatures; en s'isolant, il ne participe plus à l'existence universelle. Le malheureux vit sans amour; il n'en reçoit point, parce qu'il n'en sait point rendre, et n'inspire qu'aversion parce qu'il veut tout s'arroger. Aussi tout être solitaire, existant sans secours, sans appui, rassemble en vain ses forces en soi-même; il n'en peut pas renouveler la source, il doit périr plus tôt que l'être social qui emprunte de ses semblables les éléments de sa sécurité, ou qui les perpétue. L'expérience a prononcé : la société ou la famille a d'autant plus de résistance vitale, qu'elle est plus parfaitement unie, et l'individu est d'autant plus faible qu'il se trouve plus délaissé dans l'isolement au milieu de la nature.

Plus les hommes vivent épars, dispersés à de grandes distances sur un vaste territoire, moins il existe entre eux de possibilité d'union, de concours mutuel. Chacun alors devient sauvage, farouche, tel que ces hordes nomades qui parcourent les solitudes de la Haute-Asie, ou de l'Afrique, de l'Australie, des deux Amériques, et qui, toujours ennemies ou rivales, ne se connaissnt que par des querelles, ne se jugent que d'après leurs antipathies, et ne correspondent que par des déclarations de guerre.

Plus on manifeste de haines à l'extérieur, plus au contraire on renforce les attachements intimes de la famille, de la tribu, de la patrie. Le paysan ne sort qu'à regret de son village, et préfère son clocher aux dômes éclatants d'or des capitales; le montagnard confiné sous son toit solitaire, le Lapon qui ne connaît que sa hutte et ses neiges, s'y enracinent avec une invincible ténacité. Plus est restreint le cercle de leurs affections, de leurs connaissances, plus elles deviennent opiniâtres, insurmontables. De là naît cet ardent amour du pays, si caractéristique chez tous les peuples concentrés dans l'isolement; de là cette nostalgie mortelle qui les dévore loin du foyer paternel; de là le *heimvé* qui fait pleurer les Suisses, sortis de leurs montagnes, et ce langage d'amour, ce courage intrépide, pour les lieux qui nous ont vus naître. La misère même semble un nouveau titre de tendresse pour une patrie pauvre et malheureuse: l'Auvergnat, le Savoyard y retournent porter le tribut de leurs laborieuses économies, et veulent s'endormir dans les mêmes tombeaux qui recèlent les ossements de leurs pères. Que ferait d'ailleurs, au milieu des cités opulentes, ce Hottentot, cet Esquimau dépaysé? Objet de curiosité pendant quelques jours, puis d'indifférence et de dédain, sans fortune, sans amis, sans soutien, ignorant les mœurs, la langue, subissant un régime de vie inaccoutumé, ou qui peut le rendre malade, que deviendrait-il?

domestique? esclave rebuté? tandis qu'il peut exister indépendant, heureux à sa manière dans sa famille et en un climat auquel il est façonné. Qu'on ne soit donc pas surpris de cette préférence, puisqu'à leur place, l'homme civilisé, fidèle au souvenir de son enfance, comme eux retournerait au genre de vie qui assure l'existence et la liberté.

C'est, au contraire, le citoyen des villes qui cherche le plus à généraliser ses relations au loin, par le commerce, l'industrie, ou les sciences; à devenir le compatriote du monde entier, soit par des voyages, soit par des vues cosmopolites, en considérant tous les peuples, toutes les religions, toutes les espèces de gouvernements, comme des objets diversifiés nécessairement par les lieux, les temps, les circonstances, mais sans qu'on doive affectionner plus sa patrie, sa famille que toute autre. Tel préfère la Chine ou l'Amérique, pour se dispenser d'aimer ses concitoyens. Les choses les plus difficiles, les plus bizarres ou étranges par leur rareté, deviennent précisément celles qu'il admire davantage. Blasé sur tout ce qu'il possède, il suffit à son superbe dédain qu'un aliment, une étoffe, un produit quelconque de l'art ou de la nature soit lointain, peu connu, pour être préféré par tout ce qu'il y a d'individus riches, et même d'hommes éclairés parmi nous. Les imitations les plus parfaites en France, des tissus de l'Inde, surpasseraient leurs modèles, qu'elles seraient moins prisées, par cela seul qu'elles ne sont pas une œuvre exotique; car pour conserver la rareté d'un objet précieux, on va jusqu'à détruire les moyens de le rendre vulgaire.

Par cette extension, l'être social se conglutine, si

l'on peut dire à tous les objets extérieurs qui l'enchantent, tandis que l'être isolé se replie au-dedans. Celui-ci, réduit à ses propres éléments, a besoin de tout lui-même; son égoïsme ne sent, ne vit que pour soi, ou du moins il s'incorpore davantage à sa famille, et compact avec sa petite tribu, il résiste aux chocs extérieurs de destruction. Par là, il doit aspirer à fortifier son courage, à concentrer l'énergie de son corps, instrument endurci contre les douleurs, les intempéries de l'air, dans son dénuement et sa pauvreté.

L'homme civil, aidé par tous les agréments de l'existence, bien nourri, vêtu, garanti des injures du ciel, n'a pas besoin de cette vigueur dure, de cette âpreté farouche; il cherche en revanche à développer sa sensibilité, sa souplesse, sa dextérité de talent ou d'habileté pour réussir dans les arts, et obtenir, en plaisant à ses semblables, une réciprocité de soins, d'égards, ou de moyens de subsistance. Enfin l'homme isolé ou barbare a beaucoup de cœur, principe de sa liberté et d'une altière fierté; l'homme civilisé ou politique déploie davantage d'esprit et de cérémonies, sources sinon de son asservissement, du moins de cette souplesse esclave d'une foule de devoirs et d'attachements. Tandis qu'un rustre grossier se dresse, se grandit devant ses égaux, le courtisan dont la fortune émane de ses maîtres, se courbe, se rappetisse; il fait abnégation de son amour-propre, par de basses flatteries, lorsque le barbare, égoïste et orgueilleux, se préfére à tout autre. La jeunesse, franche, vive, remplie de bonne opinion d'elle-même et de ses forces, aime cette allure indépendante du Sauvage dans les forêts; le vieillard timide, faible, craignant de manquer de tout, se plie servilement à toutes les obligations sociales; pour son profit; afin de sauver ses intérêts, il devient astucieux et politique avec ses semblables.

Mais un Iroquois, ayant besoin de tout son être, et vivant peu avec un autre sexe, conserve sa chasteté, fréquente rarement les femmes; chez lui l'amour, cet épisode détaché du long drame de sa vie, est d'ordinaire innocent, profond, parce qu'il est unique, et sa compagne ne connaît que son époux. La famille qui en résulte se resserre par les plus forts liens d'affection qui existent sous le ciel. L'état civilisé, tout au contraire, entraîné par le tourbillon social des sexes et des individus, amène, parmi les classes supérieures surtout, des liaisons multipliées; les hommes, les femmes, tour-à-tour infidèles, se quittent et se prennent; c'est un mélange universel dans lequel tout est à peu près à chacun; il n'y a plns d'amour, mais des besoins à satisfaire. La polygamie, la polyandrie même, sans exister dans les lois, s'établissent dans les mœurs; la fidélité paraît romanesque, et les familles ouvertes, telles qu'un champ dans lequel chacun sème, ne se connaissent que par des rapports d'intérêt ou d'héritage; dans cette promiscuité, chacun ne songe qu'à soi, sous des formes de politesse, ou plutôt de politique.

Par cet excès de sociabilité, les individus se corrompent mutuellement dans les jouissances, et l'amour, consacré à perpétuer les êtres, ne sert plus qu'à les ruiner par l'abus de ses voluptés. Il y a donc grande différence dans la virilité, le mode de fonctions sexuelles entre l'homme isolé, recueillant sa vie, et l'homme des cités dissipant la sienne; entre un cannibale à fibres cornées et l'élégant petit-maître, dont les muscles grêles attestent la débilité et l'énervation spermatique.

Un empereur chinois comparait les Tartares à ces fruits couverts d'écorces rudes et ligneuses, recélant une amande excellente à manger; tandis que, selon lui, les Chinois ressemblaient à ces fruits mous ayant extérieurement une pulpe de belle apparence, et facile à se gâter, mais renfermant un noyau dur et amer. Cette comparaison s'applique surtout ici. Rien de plus flatteur, de plus charmant, en apparence, que le courtisan; ses vêtements brillants, la mollesse et la sensibilité extérieure qui le distinguent, les manières cérémonieuses ou propres à séduire, tout respire l'effémination dans ses fonctions, tandis que le dur égoïsme règne dans son cœur. Au contraire, l'homme des déserts, demi-orang-outang à l'extérieur, couvert d'une peau âpre et velue, avec son allure brute, son air violent et farouche, garde un cœur franc, capable de générosité, de courage et de vertu.

Pour ces deux genres d'hommes, la sensibilité agit en sens opposé. Chez le Sauvage, le système nerveux joue, pour ainsi parler, en dedans; ses facultés, concentrées, refoulées avec une sorte de compression dans l'intérieur, par l'effet de l'isolement, doublent leur violence, se creusent en abîme effrayant : de là ces actes tantôt atroces, tantôt sublimes, ces passions exaltées de vengeance ou d'amour, ce courage tendu, ces caractères héroïques pour le bien comme pour le mal, qu'on rencontre plutôt parmi les nomades des solitudes que chez les nations civilisées. Dans celles-ci, l'appareil nerveux sans cesse sollicité à l'extérieur, dépensant par mille jouissances ou dé=

tentes multipliées, ses forces dénonce une sensualité superficielle toute en évaporation, en diffusion; elle joue en dehors, comme la plupart des acteurs au théâtre; le cœur désormais blasé, égoïste, ne prend part à rien sérieusement. Quelle pensée forte et grave, quelle action noble ou vertueuse peut concevoir cette ame épuisée dès la jeunesse par les délices, dans les pompes du monde, qui n'estime que les biens matériels, la richesse, les voluptés, qui se fait un jeu des devoirs les plus sacrés, ou ne les comprend que comme des hypocrisies utiles pour atteindre les grandeurs de ce siècle? Aussi l'homme du monde, efféminé, vide et sec au dedans, devient léger, frivole, étroit dans ses idées, ses opinions, ses caprices. Effleurant tout, parlant de tout, vain de son esprit, de ses parures, de ce qui brille autour de lui, n'étant rien par lui-même, il se prête, se moule à tout en éternelle copie. Tels sont les Chinois, les Indous, les Persans et d'autres peuples factices, usés, sans morale, avec de belles maximes, esclaves sans dignité, prosternés sous tous les régimes, se traînant au-devant de la servitude pour les plus lâches intérêts. Le Barbare, au contraire, gonflé d'un orgueil contempteur et de la haute opinion de sa valeur, ne voit rien au-dessus de lui-même. Dans son insolence indomptée, il se juge grand, important; tel qu'un modèle original, il règne, loin d'imiter; son mâle génie qui ne s'occupe que d'objets graves, creuse par ses propres efforts, sans se soumettre à aucun maître; partout cherchant les voies de la simple nature, il veut avec une invincible énergie, parce qu'il recèle en son cœur un foyer brûlant d'action et de vie.

Ajoutons que l'homme le plus cultivé s'use en cela

même par les frottements multipliés qu'il éprouve. En effet, renfermé dans des appartements étroits, entouré de minces objets, sa vue bornée se rétrécit, devient souvent myope, par suite des ouvrages délicats, de la lecture, etc., auxquels se livrent ces personnes, à des lumières factices ; l'ouïe, exercée à des bruits répétés, comme à des sons plus ou moins harmoniques, se blase, aussi-bien que l'odorat s'éteint par la fréquence et la force des odeurs (l'emploi du tabac), etc. Le goût est évidemment émoussé par l'abus d'une cuisine trop raffinée, le tact seul devient plus délicat par notre énervation. Le solitaire est tout l'opposé : si son tact est grossier et endurci, la vue, l'ouïe acquièrent une vivacité capable de pénétrer au loin, ainsi que l'odorat parmi les Sauvages, et son goût n'est employé qu'à des saveurs franches et naturelles.

Si ces sens sont en effet plus puissants chez le Barbare (le toucher excepté), que dans l'être social, celui-ci possèdera, en revanche, un plus grand développement d'intelligence, une plus haute capacité mentale, aux dépens des autres fonctions. La tête devient un centre continuel d'action et de réflexion, dans l'état civilisé ; mille impressions ou vives ou légères ébranlent sans cesse l'esprit pour le faire réagir au dehors, tandis qu'un Patagon brute, réduit à une sorte d'animalité, recueilli dans sa force, digère et dort avec pleine insouciance. Or la nutrition, la circulation s'opèrent avec plus d'activité dans les appareils organiques que l'on exerce habituellement davantage. Il est à croire que l'enfant d'un Européen naît avec un cerveau plus agrandi, plus apte à l'éducation intellectuelle, que l'enfant d'un Omagua, comme on sait que les qualités des chiens de chasse se perpétuent. Pareillement le fils d'un guerrier valeureux hérite des qualités de son père. Ces habitudes cultivées pendant un grand nombre de générations, doivent à la longue diversifier la complexion des nations, au point que le Tartare féroce, et le Chinois policé, quoique d'une même race mongole, et soumis au même climat, sont cependant si dissemblables : l'un domine sans effort, et l'autre, en obéissant, instruit et assouplit son vainqueur. Tels furent également les anciens Romains, guerriers farouches auprès des Grecs policés et ingénieux. Telle sera l'éternelle différence entre l'homme civil et le Barbare, comme entre l'arbre à fruit cultivé dans nos jardins et le dur sauvageon des bois.

Il est manifeste par l'expérience, que les fonctions intérieures de l'organisme s'exercent avec bien plus de vigueur dans ce dernier que chez le premier, et qu'il y a plus de solidité, d'âpreté pour l'un que pour l'autre. Toutefois la question n'est pas de vivre fortement par le corps, mais aussi de jouir des agréments de la sociabilité. On n'obtient ces avantages plus ou moins complétement que par la réunion des deux genres de vie, en tout ce qu'ils n'ont pas d'incompatible. Par exemple, la culture des facultés intellectuelles peut appartenir à une existence grossière : le philosophe Anacharsis était un Scythe. De même, en fuyant les plaisirs énervants des villes, il n'est pas impossible (quoique difficile sans doute) de conserver les mœurs simples, les habitudes mâles et laborieuses de l'état champêtre. On n'est alors tout entier ni de son siècle, ni de son pays; placé au-dessous du brillant citadin et au-dessus du lourd paysan, on est plus homme que l'un et l'autre. Le milieu entre ces extrêmes constitue la vraie perfection dont notre espèce est susceptible. Dans la grande scène du monde, il est utile, pour chaque individu, d'avoir son *à parte*.

CHAPITRE III.

Influences de la vie rustique, et de la vie urbaine sur la vigueur et la longévité.

On peut considérer la chaleur et le froid comme l'une des principales causes de la dispersion et de la réunion des êtres vivants. Lorsque l'hiver ou les frimats menacent les animaux, ils cherchent des abris, des refuges dans leurs tanières et leurs bauges, ou se préparent des retraites : les uns, dont le sang est froid, s'engourdissent, comme les reptiles, les insectes ; d'autres amassent des provisions ; la nature enseigne à tous de se réunir, afin de conserver leur chaleur et leur vie ; mais avec la renaissance des beaux jours, chacun d'eux sortant de son asile hivernal, respire une vigueur nouvelle ; il renaît à la joie et à l'amour, en se dispersant au loin dans les vastes campagnes, pour profiter sous le soleil des bienfaits d'une nature rajeunie.

Il en est à peu près de même l'espèce humaine. Quel citadin renfermé pendant la mauvaise saison dans les murs étroits d'une grande ville, n'aspire pas, aux premiers rayons du printemps, à voir reverdir les campagnes, à épier les bourgeons naissants des arbres dans les forêts? A l'approche de l'été, chaque propriétaire aime à retrouver le domaine de ses champs héréditaires, ou fertiliser ses acquisitions ; mais la froidure de l'automne le rappelle aux jouissances des cités, aux réunions de la politique, comme aux spéculations de l'industrie et du commerce, à l'étude des sciences ou des arts de la civilisation. Aussi les habitants des contrées ardentes, se plaisant dans la vie champêtre, ou même solitaire, jouissant d'ailleurs des dons d'une nature toujours opulente, s'exercent moins aux travaux de l'industrie, des arts mécaniques, des sciences utiles à la sociabilité que les peuples des pays froids. Ceux-ci, condamnés par un climat sévère à un long hiver, se rassemblent dans des villes pour unir tous leurs efforts, leurs moyens de subsistance, pour conquérir à force d'habileté, de savoir, de talents développés par le travail, ce que leur dénie la nature; aussi les peuples du Nord, en général, se montrent bien autrement actifs et industrieux que les nations des régions plus chaudes et plus prospères.

Il en résulte deux genres d'existence opposée, puisque l'homme des tropiques vit principalement au dehors, et doit épanouir ses facultés vers l'extérieur; l'homme des zônes froides se concentre davantage dans une existence intérieure. En général, l'homme qui croît à l'ombre, comme l'habitant des pays humides et celui des cités, présente une contexture plus molle, plus docile à l'éducation que l'habitant des contrées arides les plus exposées au soleil, tel que le Nègre, l'Africain, bientôt pubères, ou endurcis au grand air, comme le paysan et le montagnard.

Pour comprendre toutes les nuances que ces deux genres de vie introduisent dans nos habitudes, et par suite, dans notre organisation, il faut comparer les extrémités de la chaîne qui rattache l'un à l'autre. En effet, tel habitant des petites villes, *demi-bour=*

geois, *demi-manant*, tempère les mœurs raffinées des cités par la simplesse de celles des campagnes; il n'est dans les conditions ni des premières, ni des secondes; sage en cela, s'il ne recueille que les avantages de chacun de ces états.

La vie rurale est plus isolée, plus tranquille, plus bornée, plus simple que celle des grandes villes. A peine sort-on de celles-ci pour se rendre dans un asile champêtre, qu'on semble respirer avec plus d'aisance; on entend moins de bruit, on rencontre moins de personnes, on a plus d'espace, de jeu pour toutes ses volontés d'action. Il y a davantage de verdure, de jardins, de plantes, d'animaux domestiques; les tables y sont plus modestes; sans apprêts. Des fruits, du laitage, des légumes, du gros pain et d'autres aliments du crû, de nature végétale surtout, y détendent et rafraîchissent l'organisme; les travaux inquiets de la fortune et de l'ambition font place aux délassements de la promenade, de la chasse, de la pêche, aux labeurs de l'agriculture. Le cultivateur parle de ses champs, de sa moisson, le vigneron des vendanges, tel autre de ses oliviers, de ses abeilles, etc. On peut s'égaler sans gêne à des paysans, à des rustres commensaux, avec simplicité et franchise; l'exercice du corps, le relâche de l'esprit disposent à la gaîté, rouvrent l'appétit : on mange plus simplement; on digère mieux que dans le fracas des villes et les vastes festins d'apparat.

On est donc plus à soi, plus sincère, plus naturel, sous ces vêtements commodes ou vulgaires, au milieu des vergers, des prés ou des bois; exposé à un air vital, au soleil, à l'inconstance des saisons, on y acquiert un teint plus hâlé, un épiderme plus solide, des muscles plus robustes. La fatigue même appelle le sommeil dès la nuit; plongé pour ainsi dire dans le fleuve Léthé, loin du tumulte étourdissant de mille intérêts qui se croisent, on s'endort profondément et l'on s'éveille plus matin; les lits sont communément moins mous; l'absence des spectacles, des occupations sérieuses, fait qu'on accorde beaucoup de temps aux repas, ou qu'on les répète souvent. On se fortifie ainsi par la vie champêtre, au moyen d'une abondante réfection, de la respiration à l'air libre, de l'activité musculaire, de la tranquillité morale, de l'accoutumance aux intempéries atmosphériques, du repos ou du sommeil; enfin, de cette large indépendance dont on peut jouir à peu de frais sous le toit de chaume des hameaux, mieux que dans les palais des cités. L'existence devient donc plus substantielle, plus matérielle ou plus animale; les campagnards, au milieu de leurs bestiaux, contractent pareillement de la rudesse et quelque peu de brutalité; ils expriment leurs sentiments avec moins de ménagement; moins polis, moins raffinés dans leurs usages, ils ont rarement l'habitude de déguiser leur amitié, de dissimuler leur haine; leurs allures sont d'ordinaire naïves et rondes. Enfin, il y a plus d'hospitalité généreuse, où il y a moins de commerce et moins de communication avec les étrangers. On s'y fait souvent gloire d'être bon convive et compagnon jovial.

Toutefois, plusieurs inconvénients compensent ces heureuses prérogatives. Plus le cercle des relations du villageois est borné, plus ses vues deviennent étroites et limitées. En restreignant davantage ses désirs, en passant une vie exempte de ces violentes secousses des intérêts, de ces tempêtes des jouissances, des passions qui la bouleversent dans les grandes cités, elle s'écoule plus lentement, s'use beaucoup moins, sans doute; mais bientôt le paysan, livré à lui-même, s'encroûterait d'une épaisse grossièreté, d'une rusticité demi barbare, surtout entre les bois et les montagnes les plus agrestes. Là règnent des superstitions absurdes, des mœurs farouches, une dureté brutale, avec l'ivrognerie, la crasse ignorance jointe à l'indocilité et l'insolence, dans ces corps calleux, pour ainsi dire, ferrés ou trempés par les plus âpres rigueurs de leur climat. L'air, la poussière gercent la peau; de rudes travaux racornissent les fibres: le voisinage des fumiers, des étables, sous des huttes basses, humides, obscures, enfumées; l'abus des légumes farineux, des pâtes lourdes, du lard rance ou des graisses, engorgent les tissus, disposent aux scrofules, aux strumes, au carreau mésentérique, surtout les enfants et les femmes. De même, des ulcères, des dartres rongeantes, des furoncles, même des charbons gangréneux, sont le résultat de la négligente malpropreté dans laquelle croupissent des villageois, au milieu des mares d'eau stagnante; les fruits verts et autres mauvaises nourritures, les émanations des matières organiques en putréfaction dans les routoirs pour le chanvre et le lin, la boisson d'eau marécageuse ou limoneuse, séléniteuse, engendrent des fièvres automnales, des dyssenteries, etc., souvent funestes et épidémiques; enfin la monotonie, l'ennui de l'uniformité, l'insipidité, engourdissent les facultés, rétrécissent l'intelligence du campagnard, le réduisent à la condition d'une machine routinière qui parcourt opiniâtrément l'ornière tracée par ses pères, sans chercher à corriger les plus vicieuses pratiques, ni les imperfections de ses usages. Telles sont particulièrement les constitutions calleuses et tenaces des paysans, dont les fibres coriaces résistent, à la manière des vieillards, à toute amélioration.

Les grandes villes disposent bien autrement les citadins qui les peuplent. Ceux-ci exercent des arts ou des métiers aussi variés que nombreux; par là leurs relations de société ou de commerce, d'industrie, se généralisent ou s'étendent, en telle sorte que les individus s'y trouvent enlacés de mille rapports; mais en se livrant à cette multiplicité d'objets, on n'adhère à rien en particulier avec constance ou force, les liens de famille se relâchent, et ceux du monde universel augmentent; on devient plus cosmopolite, à mesure que s'élargit en tous sens la sphère des connaissances et des idées; on a moins de cœur que de tête; l'ambition de la fortune et des grandeurs s'enflamme prodigieusement, on existe tout hors de soi et dans les autres.

Par cette compression de tant d'individus entassés en l'étroite enceinte des villes, et pour ainsi dire en cette prison volontaire où l'on ne voit que des murailles, des édifices, des ouvrages de l'homme, et rien de la nature, on fait divorce avec celle-ci; on perd sa simplicité naïve, sa libre démarche, sa vigueur, sa noble fierté, sa gaîté insouciante, la franche générosité du caractère. Le citadin, plus ou moins courtisan de tout le monde, parce qu'il s'entremêle dans les ramifications d'une multitude d'intérêts particuliers, a mille considérations dérobées au public qui le forcent de plier en divers sens; il faut qu'il s'assouplisse, qu'il dissimule, qu'il s'agite de soins assidus pour son avancement, ou la faveur et la fortune. La nécessité du gain pour subsister au sein de la foule, le besoin de percer fait qu'on s'évertue, qu'on se glisse plus ou moins en solliciteur rampant, ou qu'on devient charlatan, fourbe, astucieux, pour duper les sots; on étudie davantage les secrètes faiblesses des hommes, afin d'en profiter; la vertu et l'innocence ne sont plus que niaiserie; sot est celui qui ne sait pas s'enrichir du mal d'autrui. De là cette existence factice, qui se couvre de tous les masques, qui se moule, à chaque mode et institution nouvelle, avec une merveilleuse prestesse; de là cette lutte cachée d'intrigues, ces soucis de l'ambition, laquelle cherche à devancer, à supplanter ses rivaux, non-seulement dans les faveurs du pouvoir, mais aussi dans l'industrie, le commerce, les arts et les sciences, afin d'attirer l'éclat, la vogue ou les regards du public sur soi et ses ouvrages.

Ainsi la vie des cités est plus secouée au moral qu'au physique, car souvent le corps demeure mollement enfermé dans un cabinet, lorsque l'esprit court aux Indes; tel négociant, tel savant, par leurs relations lointaines, y intéressent leur fortune ou leur renommée; telle maison de commerce s'écroule et entraîne d'autres chutes à Londres, Amsterdam, Lyon ou Paris, d'un coup porté à la Chine ou à Batavia, à Boston, à Rio-Janeiro. Le monde est en branle au milieu du tremblement des états et des fortunes, tandis que le villageois s'assied tranquille sur le sol paternel qui le nourrit. Celui-ci communément s'enracine à sa terre comme l'arbre qui en pompe les sucs; le citadin, souvent sans un seul pouce de possessions territoriales, dispose de millions, enrichit ou ruine cent familles attachées aux chances de ses opérations de bourse, de ses spéculations hasardeuses. Donc cette existence suspendue à un fil ou toujours en loterie, est un jeu sérieux, tendu, mélancolique comme celui des échecs. Alors chaque démarche devient calcul, combinaison, guerre sourde de tous contre tous, car sous les dehors affectés de la politesse, on ne rencontre que des adversaires qui se prennent secrètement au collet pour se terrasser, puisque chacun fait obstacle à son voisin.

Dans cette tension perpétuelle du système nerveux sans cesse ébranlé par la crainte, l'espérance et d'autres passions, notre corps ne peut conquérir toute sa vigueur; il s'affaisse entre ces demeures resserrées, où l'air est enclos, méphitisé par les effluves d'une foule d'individus enfermés, ou par les vapeurs des flambeaux, par celles qu'exhalent les matières diverses contenues dans les habitations; les boues, la fumée des grandes villes, les odeurs des boucheries, des marchés, des ateliers des artisans travaillant sur des substances animales, etc. Tous les pays qui ont été beaucoup habités sont très malsains, et deviennent fréquemment des foyers contagieux. La terre, comme saturée de funérailles, n'y est plus qu'un immense cimetière, rempli de charognes et d'immondices, de débris d'hommes, de cadavres d'animaux putréfiés; ces terrains aussi, pour peu qu'on les remue, exhalent des émanations pestilentielles, produisent beaucoup de nitre, de substances azotées; les eaux qui y croupissent dans des canaux engorgés, des caves, des souterrains, ouvrages anciens enfoncés sous le sol, développent des vapeurs empestées. L'Égypte est devenue aujourd'hui, avec la Syrie, le siége de dangereuses infections; Rome est le triste séjour des fièvres les plus pernicieuses; comme les baies marécageuses des mers où viennent se corrompre tant de débris d'animaux de l'Océan, suscitent des maladies mortelles et contagieuses, surtout sous les cieux brûlants des tropiques. Aussi l'Inde, la Chine sont ravagées, non moins par des affections typhoïdes que par les famines dans leurs innombrables populations; et les rassemblements des grandes armées amènent presque toujours, par la même raison, les plus cruelles pestilences.

Les entassements de société, les spectacles, les bals même présentent donc un air méphitique, des mofètes meurtrières, non moins au moral qu'au physique, car les particules de nos corps qui se décomposent, s'exhalent sans cesse autour de nous. On sort pâle, étiolé, la poitrine oppressée, surtout en hiver, des appartements chauds et trop renfermés; le défaut d'exercice laisse en outre abattre l'inertie musculaire; la complexion y devient énervée, malingre, souple; elle acquiert cette excessive mobilité du moral qui semble être l'apanage spécial des citadins et du désœuvrement de corps. D'ailleurs, par ce voisinage, ce contact fréquent des individus trop rapprochés, leurs relations se multipliant entre eux, agaçent leurs désirs mutuels. Aussi les mœurs sont-elles inévitablement corrompues par cette intimité entre les sexes; la facilité des jouissances, et bientôt la promiscuité générale deviennent des choses toutes na=

turelles ; la jeunesse la plus tendre, déjà déflorée au moral, se souvient à peine de sa virginité, et la chasteté ou l'innocence y paraît plutôt un ridicule qu'une vertu.

A cette dissolution libertine, source d'une énervation profonde, s'associent d'autres causes débilitantes jaillissant du luxe et de la misère, dont les plus opulentes cités présentent le perpétuel contraste. Tout ce que l'abondance peut faire regorger de délices, de voluptés, d'enivrements, se trouve réuni parmi ces hôtels, ces palais somptueux où s'écoule l'or à flots, tandis qu'à leur porte, des misérables se roulent dans la poussière, délaissés et hurlant de faim. Où se rencontrent plus de mendiants, de lazzaronis, si ce n'est où s'amassent les plus fastueuses richesses ? L'excès pour les uns, l'indigence pour les autres, deviennent des agents de détérioration profonde pour le corps humain.

Aussi voyez ces voluptueux Lucullus, mollement vêtus et balancés sur les coussins de leurs chars orgueilleux ; sous leurs lambris dorés, s'élèvent des tables surchargées de cent mets succulents, et un nectar délicieux brille à travers le cristal ; le monde entier suffit à peine à leur gourmandise ; les continents et les mers prodiguent leurs habitants ; la Chine et le Japon envoient leurs productions ; le Nègre travaille pour fournir le café, le sucre, les épiceries ; une foule de cuisiniers invente mille rafinements nouveaux, afin d'aiguiser un appétit éteint par les indigestions, et réveiller un goût blasé par tant d'apprêts ou de sauces diverses. Le régime alimentaire des villes est en effet bien plus restaurant et même incendiaire que celui des campagnes ; on y mange aussi plus de viande, on y fait usage de jus, de coulis, de consommés, tandis que les légumes et autres végétaux composent avec du laitage, un peu de lard et des œufs, presque toute la subsistance du paysan. Aussi le citadin est bientôt précoce, ou pubère avant le villageois; il peut grandir et se développer même prématurément, quoique moins exposé au soleil et au grand air que ce dernier; il a souvent des cheveux plus noirs, plus crêpus, l'iris des yeux plus foncé, un teint plus bilieux que le campagnard, parce que le régime habituel de la chair, du vin ou des spiritueux, du café, du chocolat, des épices, stimule l'appareil biliaire, imprime une sorte d'âcreté ou d'alcalescence à toutes les humeurs, dispose à la constitution atrabilaire, comme on en voit des preuves, indépendamment des excitations fréquentes du système nerveux.

L'habitant des champs, tout au contraire, substanté d'herbages [1] sans apprêts, de laitage, de farineux insipides, a les humeurs douces, débonnaires, pour ainsi dire, comme les animaux herbivores. Son chyle moins animalisé, son sang moins noir donnent, ainsi qu'on le remarque, un fond de teint plus blanc, ou plus clair, quoique hâlé du soleil, des cheveux plus blonds, des fonctions sensitives peu ardentes, ou plus lentes; aussi le villageois à la puberté plus tardive, des passions moins emportées que l'habitant des grandes cités. Il n'est pas autant

[1] D'après des recherches statistiques faites en France, en Angleterre et ailleurs, les habitants des campagnes ne mangent pas le tiers de la viande de boucherie et autre que consomment les villes. Le bétail ne pourrait pas suffire si l'on en détruisait partout autant qu'à Londres, à Paris ou d'autres capitales.

exposé que ce dernier aux affections bilieuses, aux fièvres ataxiques par suite d'irritation de l'appareil gastrique; il éprouve plutôt des empâtements, des congestions, tandis que le citadin est en proie aux émotions nerveuses, aux troubles de la circulation, à la pléthore sanguine, aux hémorragies, à l'apoplexie, etc. Les inflammations viscérales, et tout ce qu'on dit de la putrescibilité des humeurs, déploient de fréquents ravages dans les villes, soit à cause de ce régime excitant et animal, soit par les orages d'une vie tumultueuse, dans les veilles, les débauches ou les renversements de fortune, par le jeu, les entreprises manquées, les faillites, etc.

Les hommes agrestes sont donc plus exempts de ces maux compliqués, soit d'inquiétudes morales, soit d'énervation; une fortune plus stable rend leurs constitutions plus assurées, moins dissolues, moins variables; ils n'essuient guère que des maladies simples; leur marche plus naturelle est aussi plus régulière. La diète, les rafraîchissants, le repos d'esprit sont d'abord requis pour les maladies des villes; souvent il ne faudrait au paysan que de bons aliments, du vin, l'interruption des fatigues du corps pour restaurer ses forces épuisées ou son estomac délâbré; il demande une réfection qui le réchauffe, tandis que le citadin a plutôt besoin d'être saigné, baigné, évacué, et soustrait au tracas où l'entraîne le tourbillon des affaires [1].

[1] Ceci peut se prouver par des exemples. Quelque dur et robuste que paraisse le corps musculeux des paysans, des manœuvres, des domestiques, comparé au corps délicat et faible de leurs maîtres ou de bourgeois riches, cette vigueur tout extérieure des premiers, s'affaisse bien plus par les saignées et les purgatifs, que

La mortalité est constamment plus considérable dans les grandes villes que dans les villages, comme le prouvent tous les relevés sur la population, puisqu'il y a même des lieux et des temps où les naissances n'y équivalent point aux décès, en sorte que ces gouffres de l'espèce humaine finiraient par dévorer leurs habitants, et qu'ils ont besoin de se repeupler sans cesse par l'excédant que présentent au contraire les campagnes. Toutefois, depuis l'emploi de la vaccine, et les modernes améliorations de l'état social en Europe, la mortalité partout devient moindre; la salubrité des villes est plus manifeste, les naissances y égalent à peu près les décès, sans atteindre néanmoins la même surabondance que dans les lieux agrestes. Tandis que la vie moyenne est de vingt-cinq à trente ans parmi les plus grosses cités, ou de trente à trente-cinq dans les petites, elle s'élève de trente-neuf à quarante-cinq parmi nos bourgs et nos demeures champêtres. Par là l'on reconnaît qu'à mesure que la population est moins condensée, ou même éparse sur un territoire, chaque individu gagne en longueur de vie, au point que les anachorètes, les cénobites, dans leurs ermitages et

la complexion plus molle et plus tendre des seconds, comme l'avait déjà remarqué Baillou. C'est que le citadin riche, étant bien repu, il fait plus de sang, il a les viscères de la nutrition plus exercés que le malheureux paysan, qui n'est endurci qu'à l'extérieur. Il faut donc plutôt évacuer les corps replets des habitants riches des villes, qui mangent beaucoup et s'exercent peu; il faut, au contraire, nourrir dans ses maladies l'homme laborieux de la campagne, et lui donner des remèdes sudorifiques, puisque les alternatives de froid et de chaud auxquelles il s'expose continuellement répercutent souvent sa transpiration, et qu'il est habitué à la sueur par ses travaux.

leurs déserts salubres, obtiennent d'ordinaire une longévité remarquable à l'aide du repos et de la sobriété, qui distillent en quelque sorte lentement, leur apathique existence.

Au contraire, parmi les grandes cités et les capitales, la vie, pour ainsi dire toujours bouillante, se consume rapidement par les plus ardentes sensations, dissipe doublement, en moins de temps, son énergie physique et morale sur mille objets; on se ruine, on se dévore; les suicides y deviennent fréquents, comme les apoplexies foudroyantes, les anévrysmes mortels, au milieu des convulsions et des efforts de tout genre. De là vient qu'il faut des restaurations plus rapides, des stimulants plus âcres et poignants, pour suffire à des jouissances si pénétrantes, à des chagrins ou des tourments si cuisants, à des péripéties de fortune si prodigieuses. Les générations, dès l'extrême jeunesse, s'y précipitent les unes sur les autres; une puberté devancée exige souvent chez les citadins des mariages prématurés. Les enfants nés pendant cette jeunesse de mères qui n'ont pas même reçu tout leur accroissement, forment une génération rapetissée, rabougrie; l'espèce dégénère en ces petits bouts d'hommes pétillants, impétueux, précoces et éveillés, mais qui ont bientôt épuisé leur feu et vieillissent de bonne heure; bassets actifs, spirituels, précipités, décisifs, essayant tout, ne perfectionnant rien dans leur inconstance. Les campagnards se pressent moins en toutes choses, ils se marient plus tard, par ce qu'ils sont plus tardivement nubiles; leurs enfants parcourent les lentes périodes de leur croissance, sans excitation anticipée qui sollicite la puberté par le libertinage; les membres ont tout le temps de se déployer largement, de se fortifier dans leurs dimensions naturelles; le mouvement vital régulier et tempéré imprime aux fonctions matérielles une lourdeur atonique; la marche de l'intelligence, si elle reste bornée, est communément droite et sensée, il y a plus de jugement et moins d'esprit. Une sage maturité qui ne précipite rien, ou rumine à loisir, inspire dans toutes les actions plus de constance et de fermeté. On tente moins et on achève plus, comme le bœuf qui trace péniblement un profond sillon. Aussi les caractères forts et laborieux qui brillent dans les villes sont, pour la plupart, sortis du fond de quelque province; ils produisent les fruits du vrai talent, tandis que le jeune citadin, éveillé de bonne heure au milieu de la dissipation et des plaisirs, déploie par une éducation superficielle cette fleur éclatant e de politesse et de babil propre à éblouir dans un salon, mais qui bientôt se délustre, se fane quand il s'agit des graves intérêts, où l'entendement humain n'a pas trop de toutes ses puissances. Et pour preuve, c'est dans le silence de la solitude que se mûrissent les plus mâles conceptions. Nos forces nerveuses mieux concentrées y font vivre tout entier dans nous-mêmes. C'est ainsi qu'un énorme chêne étend au loin ses bras robustes et son vaste feuillage sur un tertre isolé, tandis que parmi l'épaisseur de la ramée des forêts, chaque arbuste, manquant d'air ou resserré par ses voisins, ne pousse que des tiges grêles ou des buissons touffus.

Ce qu'on appelle d'ailleurs urbanité, ce vernis d'élégance et de délicatesse acquis au sein des villes, ce langage cérémonieux, si caressant, ces mœurs polies, par lesquelles on cherche tant à plaire, ces dehors flatteurs qui séduisent, sont-ils l'expression fidèle du dedans? n'est-ce jamais aux dépens de la sincérité, de nos sentiments réels qu'on les prodigue? Et dès lors cette dissimulation, ces fausses prévenances par lesquelles le monde se fait le serviteur universel de ses semblables, cette contrainte imposée perpétuellement, favorisent-elles le libre déploiement de nos fonctions? On ne peut agir ou se reposer à volonté, manger autant et aussi peu qu'on désire, ni de ce qu'on préfère; comprimé jusque dans ses plus pressants besoins, il faut paraître s'amuser dans l'ennui, il faut faire ce qui déplaît, réprimer des dépits cachés ou d'amers chagrins sous un air de sourire; les parures mêmes deviennent une gêne très fatigante que la vanité prescrit, surtout chez les femmes emprisonnées sous leurs corsets, les étroites ceintures où elles étouffent. Que de secrettes souffrances se trahissent au travers de ce fard brillant qui colore tant de visages et en déguise mal la pâleur!

Tout n'est donc pas santé ni bonheur dans ce bruyant tourbillon où la fortune sème aussi ses disgrâces. Mais si la vie champêtre est communément plus longue et plus tranquille, elle a les inconvénients de la lenteur, le supplice du vide pour toute ame ardente; ses petites rivalités jalouses, le commérage de la médisance et de la médiocrité oisive, les piqueries tracassières de voisins épiant leurs défauts réciproques, pour se venger de la supériorité par des mépris; les vues étroites, la superstition, la bigoterie, une arrogance taquine qu'affecte le moindre manant investi de quelque dignité, à l'égard de ses subordonnés, désenchantent aussi du séjour des villages. Ne sait-on pas trouver la solitude jusque dans la multitude des vastes cités ? Chacun n'y songeant qu'à ses intérêts, l'on y peut dérober son existence, ses habitudes en liberté. Chaque homme y apprend à penser avec plus d'indépendance jusque sur les objets les plus relevés, tant qu'il ne trouble point l'ordre général ; on y échappe aisément aux investigations, à la surveillance particulière ; l'influence de l'autorité civile et religieuse devient peu sensible ou moins immédiate sur les individus, soit qu'ils s'y soustraient en se perdant dans la masse, soit qu'ils se réunissent en corps pour opposer plus de résistance. C'est parmi les villes que se rassemblent les ressources de tout genre, que l'habileté, les talents, le savoir trouvent à percer, rencontrent le plus d'encouragements ; que les spectacles et la pompe se multiplient. Si l'on se consume rapidement, on y sent d'avantage l'existence; l'ambition, le mérite ont plus de moyens pour s'y produire; les vues s'agrandissent, se généralisent au faîte de cette civilisation élevée, au foyer même de ses lumières; les esprits se subtilisent, le goût s'y raffine; de fréquentes comparaisons aiguisent, perfectionnent les arts et l'élégance. Tout ce qui s'observe ailleurs de curieux ou de rare y afflue; la lutte, l'utile concurrence des talents rivaux y sollicitent sans cesse des inventions nouvelles, et de toutes parts font jaillir les rayons étincelants de l'intelligence humaine, comme dans une ardente fournaise.

Et à considérer notre espèce sur tout le globe, quelles nations se perfectionnent le plus, sinon celles dont la population s'accumule davantage entre d'étroits remparts, dans l'Inde, la Chine, l'Europe?

L'homme qui croît isolé, au soleil et à l'air libre, le Nègre, le Sauvage, le Tartare, le Nomade s'encroûtent bientôt de même que nos paysans; ils ne fleurissent point par l'intelligence; au contraire, l'homme, dans la serre chaude des cités, acquiert plus de finesse de peau, des organes plus impressionnables, plus dociles à l'éducation policée; il sait mieux discipliner ses facultés mentales, avec tous les arts de l'industrie et l'étude des sciences, comme les Européens aujourd'hui.

Heureux qui peut tour-à-tour hériter des simples bienfaits de l'état rustique et se retremper ensuite dans le sein de la civilisation perfectionnée des villes; enfin, passer successivement de Sparte à Athènes! Il ne s'amollit point, comme il ne s'endurcit point; il garde sa généreuse franchise dans les salons des cités, et sa politesse sous le chaume des villages; unissant la noblesse de l'esprit à la vigueur du corps, il peut protester contre les défauts ou les vices inhérents à ces deux genres de vie. Par là même, évitant leurs maladies, il deviendra également souple et fort; car les points intermédiaires, de même que les régions et les saisons tempérées rendent les constitutions physiques et morales plus constantes et plus stationnaires, à l'abri de tous les excès.

Autant il est salutaire de prendre naissance dans l'air pur des campagnes, d'y garantir son innocence, sa pureté native et virginale pendant l'adolescence; autant il devient favorable à l'âge fait de passer ses jours au milieu des trésors que les villes consacrent aux arts, à l'industrie surtout, afin d'y conquérir une honorable existence.

Tous ces enchantements, accumulés avec profusion parmi les palais de l'opulence et de l'égoïsme, y multiplient les jouissances sociales. Mais à l'âge de la vieillesse, on se détrompe du leurre des faux plaisirs; loin d'en abuser désormais, on aspire à ménager la lie de ses ans dans la retraite.

Ainsi la jeunesse qui se suffit doit être nourrie aux champs, l'âge de la force et de l'activité promet son essor et ses travaux à la civilisation des villes; la vieillesse implorant l'appui de tous les secours, a besoin de se réfugier dans l'isolement, pour prolonger le reste d'une vie délabrée. Combien de cités ressemblent à de vastes hôpitaux dans lesquels se multiplient les médecins, les malades, les remèdes et les soins de toute espèce pour leur population usée et abâtardie!

CHAPITRE IV.

Avantages et inconvénients comparatifs entre la vie sédentaire, ou régulière et claustrale, et la vie mondaine ou libre.

Les sociétés humaines se composent de deux ordres de personnes ; le plus grand nombre exerce des fonctions plus ou moins indépendantes; d'autres obéissent sous un régime uniforme, à des règles plus ou moins sévères, soit perpétuellement comme les congrégations religieuses (qui prononcent des vœux dans des monastères, des couvents), soit temporairement dans des pensionnats, des colléges, des maisons recluses, et même des prisons, des bagnes, etc. Les diverses classes militaires ou enrégimentées réunissent en même temps ces deux genres de vie, puisqu'elles ont la discipline régulière des secondes, avec l'activité et la mobilité des premières.

Il faut donc considérer comment ces états, influant sur notre existence, en modifient soit la durée, soit le bien-être. Sans doute, celui qui s'engage sous un régime régulier, ou que l'on y contraint, peut, en perdant sa liberté, se garantir des soucis relatifs à sa subsistance. La plupart des communautés y ont pourvu, même chez les anciens ordres mendiants, quoiqu'avec plus ou moins de parcimonie. Mais les rites, les obser=

vances, les exercices auxquels sont assujettis les individus rangés sous une règle étroite, méritent l'examen, par rapport à la santé et à la vie elle-même.

D'abord les sexes y subsistent séparés, car le célibat y est observé nécessairement, abstinence qui ne devient grave que pour l'âge de la vigueur, dans les asiles pieux, témoins muets de tant de repentirs et de regrets. Il semble surtout que la nature punisse plus sévèrement le sexe le plus faible d'abdiquer ses droits que le nôtre, puisque des émissions nocturnes spontanées de sperme débarrassent celui-ci d'un superflu nuisible, lorsqu'il s'accumule dans les organes. Chez les vierges cloîtrées, le flux menstruel éprouve presque toujours des dérangements funestes, car le défaut de cette excrétion indispensable surcharge l'organisme, et malgré les abstinences d'alimentation qui la restreignent, elle reporte dans toute l'économie des éléments de maladies. Il est évident que les religieuses, pendant toute la durée de l'âge menstrûel, sont condamnées à de fréquentes infirmités, et les plus vertueuses deviennent aussi les plus infortunées. Leur existence est donc moins assurée que celle des personnes du monde; elle exige plus de sacrifices douloureux.

D'ailleurs, la nourriture des maisons claustrales, astreintes plus ou moins strictement à la règle austère de leurs fondateurs, n'est pas toujours la plus salutaire. Quand nous supposerions une opulente abbaye, où s'engraissaient saintement de dévots moines à la table abondante du réfectoire, ou ces nonnains affriandées de sucreries, principales jouissances de leurs couvents; l'absence des exercices du corps et du renouvellement de l'air dans d'étroites cellules, ne procure qu'une élaboration imparfaite; aussi la plupart des religieux et des religieuses présentent un teint mat ou pâle et cachectique [1]. L'amas des sucs muqueux qui engorge le tissu cellulaire, leur communique un empâtement œdémateux plutôt qu'un véritable embonpoint, lequel peut dégénérer en leucophlegmatie, en anasarque et en hydropisie, par défaut d'action musculaire et de transpiration. L'économie s'affaisse dans les langueurs d'une existence froide, inerte et contemplative. Cet effet se remarquait principalement parmi les chartreux et les autres ordres assujettis à l'usage habituel des aliments maigres, comme le poisson, les légumes, assaisonnés encore avec l'huile; le relâchement du système musculaire devenait tel, que des hernies en étaient souvent le résultat, surtout après de longues stations à genoux, dans des églises humides. Outre cette pléthore muqueuse, les viscères abdominaux, détendus par ce genre de nourritures mal élaborées, deviennent le siége d'embarras gastriques, ou sont affectés de flux diarrhoïques, d'engorgements chroniques du mésentère, d'ob-

[1] Il en résulte un singulier refroidissement de tout l'organisme, appréciable même au thermomètre, soit par défaut d'assimilation, soit par la diminution de la respiration et la langueur de la circulation; aussi la vie contemplative exige une température chaude; les climats froids y sont très impropres, et il y a très peu de moines dans le Nord, tandis que les climats méridionaux en sont presque encombrés.

structions, etc. De là le besoin de purgations fréquentes et aussi des émissions sanguines pour nettoyer des corps chez lesquels croupissent les liquides, faute d'exercice. Les stases d'un sang noir dans les veines spléniques et les rameaux hypogastriques ou de la veine-porte, disposent au flux hémorrhoïdal, à tous les supplices physiques et moraux de la mélancolie hypochondriaque chez les moines, comme de l'hystérie parmi les religieuses. On sait combien ces affections deviennent inhérentes à la vie sédentaire des cloîtres, tellement qu'aucun de leurs habitants ne peut se promettre d'y échapper. L'état du cerveau chez ces personnes solitaires et renfermées, y plonge d'ailleurs inévitablement les ames, et ne fait qu'en aggraver les prédispositions physiques.

En effet, cette espèce de renonciation au siècle, de mort civile dans une retraite sacrée, cette abnégation des voluptés qu'il faut désormais oublier; cette macération de la chair amortit l'esprit dans un dégoût profond de toutes choses. Poids inutile sur le globe, être fatal à lui-même, bourreau de ses propres membres, l'austère ermite tombe dans une noire misanthropie; prédestiné à damner le genre humain dans l'aigreur de son zèle, il foule aux pieds, avec joie, ces pompes mondaines et ces couronnes de la terre, qu'il abjure en aspirant aux cieux.

Alors augmente son exaltation nerveuse ou cérébrale, à mesure que d'autres fonctions du corps dépérissent; la ferveur d'un amour divin, suscitant quelque temps cette vie céleste, peut dédommager des jouissances temporelles dont les organes sont sevrés. Il y a des exemples de longévité parmi les anachorètes de l'Orient, mais cette existence est tellement chétive et réduite au *minimum* de force et d'action, qu'elle n'a pour ainsi dire que le souffle, par suite des abstinences de toute espèce qu'elle s'est imposées. Ce n'est donc plus qu'une longue végétation, à tel point que les membres, dans l'extrême vieillesse, se dessèchent, se *momifient* d'avance.

Car c'est encore l'un des maux de cette discipline claustrale, de s'y vouer par nécessité à la contemplation ; elle tombe insensiblement dans la fainéantise et la léthargie reprochées à la plupart des ordres religieux. Le défaut de linge ou des soins de propreté dans quelques couvents d'hommes, la sueur et la crasse, amassées sous le cilice ou la haire, vêtements grossiers de laine des franciscains, etc., peuvent favoriser d'impures affections cutanées, la gale, les dartres, la vermine, plus que chez les personnes libres, et même entretenir des prurits voluptueux.

Il est donc manifeste que cette vie d'obédience et de soumission, cette minorité perpétuelle des religieux des deux sexes est moins naturelle, moins salutaire, physiquement, que l'existence libre dans la grande société civile. D'ailleurs, par une disposition trop inhérente à l'humanité, toute réunion monacale d'un seul sexe nourrit des germes de discordes, soulève des disputes éternelles, qui tendent à la dissoudre, comme ennemie de l'état naturel. Cet ordre n'est qu'un désordre ; ces règles sont une transaction d'esclavage, cette discipline est un attentat sur la liberté, dont le Créateur a doté la créature, reine et maîtresse de toutes les autres. Nous ne pouvons abjurer notre indépendance et nos volontés sans nous séparer de la communion des êtres, pour laquelle la nature nous avait institués. Aussi ne peut-on retenir dans l'harmonie et la paix, soit une armée, soit une association conventuelle d'un seule sexe, qu'en faisant régner la verge de la terreur, qu'en déployant une autorité vigilante, perpétuelle, sacrée, pour réduire les mutins à l'obéissance. Jusque dans ces ames dévouées à l'humilité et à la charité évangéliques, il éclate des haînes furibondes. Les hommes se heurtent entre eux, les femmes se déchirent de jalousies, car il n'y a concordance et union parfaite que dans les rapports nécessaires des deux sexes entre eux : ainsi l'a voulu l'éternelle loi de la reproduction des êtres.

Bien que les réunions de jeunes gens dans les colléges, les pensionnats, les maisons d'éducation, ne soient pas non plus exemptes d'inconvéniens, pour chaque sexe (car certains vices trop connus les infectent, ou de mauvaises mœurs, secrètement soustraites dans l'insubordination et la complicité, s'y propagent malgré la surveillance des maîtres); cependant ces réunions offrent bien plus d'utilité que l'isolement, qui souvent abandonne le vicieux à son franc-arbitre. D'abord, ces réunions n'étant que temporaires, on permet des récréations, un exercice corporel indispensables à la santé des jeunes élèves ; on ne réduit point ceux-ci à l'abstinence et à des pratiques d'austérités. Pour l'ordinaire, on cherche à développer leur intelligence par des leçons ou des études régulières, en excitant mutuellement le zèle par l'émulation, les louanges et des prix, au milieu de brillants concours. On les habitue à l'ordre, au travail, à l'assiduité et à la simplicité du régime : toutes choses plus difficiles à obtenir par les éducations privées. On peut même écarter des yeux de la jeunesse le spectacle pernicieux des dépravations charnelles, ou garantir l'innocence d'un sexe faible, parmi ces retraites de modestie et de pudeur. Il se forme souvent aussi des amitiés durables entre les jeunes gens, et les caractères se polissent les uns par les autres, à l'aide de contacts ou de frottements réciproques. De là vient que l'éducation publique, en commun, procure les avantages incontestables de l'émulation plus que les éducations particulières et isolées. Dans celles-ci, un jeune homme languit sans rivaux, et par là même sans efforts; ne pouvant comparer à nul autre sa force ou sa faiblesse, il se pavane avec un ridicule orgueil, lorsqu'il se voit l'objet d'une prédilection spéciale. Il est trop volontaire ou trop délicatement traité par l'indulgence de ses parents, pour réussir aussi-bien que le font des condisciples attelés, studieusement, aux mêmes classes, et luttant sans relâche de concurrence entre eux pour se surpasser.

D'ailleurs, une école régulière ou claustrale est assujettie à ce silence pensif qui féconde l'intelligence, tandis que le babil social l'évapore; c'est pourquoi Pythagore réduisait ses disciples à cinq années de silence et d'études, dans le calme et la solitude ; il sortit de sa discipline une foule de législateurs et de savants nourris de profondes sciences. Le but de toute éducation consistant à faire prédominer l'énergie encéphalique sur nos autres fonctions, c'est à quoi conspire merveilleusement ce régime de méditation sédentaire et retirée. Aussi il diminue l'énergie musculaire, ralentit la circulation, tempère et refroidit l'organisme, à mesure que s'accroît la réflexion ou l'attention ; le cerveau conquiert en activité ce que le reste du corps a perdu ; la nutrition doit devenir moins abondante, puisque la déperdition des forces est moindre. Aussi l'étude, la contemplation, l'amour de la philosophie, des sciences ou des lettres et des beaux-arts se réfugie dans une vie toute mentale, écartée des jouissances de la société, des dissipations du grand monde ; en même temps, c'est, comme on l'a dit, une perpétuelle méditation de mort. Toujours tendue par la passion de savoir, cette existence abat les fonctions animales ; l'estomac délabré ne digère qu'à peine ; le corps s'exténue, maigrit et pâlit ; il s'affaisse dans une sombre mélancolie. On abandonne son extérieur pour se réfugier au-dedans de soi-même.

Or la vie libre, séculière ou mondaine, penche évidemment dans un sens opposé. Exempt de toute entrave, surtout lorsque la fortune sourit à ses travaux, l'homme du siècle entremêle à son gré les occupations et les plaisirs ; il ne quitte même ces derniers qu'à regret. Il s'épanouit sans cesse au dehors ; il aspire à briller, à s'étendre en tout sens, en joyeux convive, multipliant ses relations et ses possessions, pour figurer, pour remplir sa place dans la sphère sociale, tandis que le solitaire s'éteint et s'anéantit. D'après ce mode de vitalité, les fonctions corporelles obtiendront l'ascendant sur les facultés morales, chez la plupart des personnes abandonnées au tourbillon des affaires et des jouissances, puisque le contraire se remarque avec un genre de vie tout différent.

Lors même que, réduisant le mécanisme organique à son *minimum* d'activité, l'on ferait ainsi persévérer la vie pendant un siècle, comme on le voit dans certains anachorètes et chez des idiots, par les abstinences des appareils de nutrition et de génération, par l'isolement, l'absence de tout travail, de toute déperdition de forces de corps et d'esprit, cette végétation consistant dans un demi-sommeil, privée désormais de toute impression de plaisir et de peine, peut-elle être comptée pour une véritable existence? Indifférent à la vie et à la mort, ne sachant pas, pour ainsi dire, s'il est encore du monde, l'individu se sent-il heureux? Non sans doute. La plus longue durée n'est donc point le gage du bien-être, n'offre pas la plus haute somme de félicité. Il ne s'agit donc nullement d'ordonner l'existence pour la plus durable, mais pour la plus conforme à notre nature. Il n'y aurait pas moins d'inconvénients à la rendre (selon le vœu de la jeunesse) impétueuse ou bouillante par des sensations tumultueuses, des jouissances poignantes, dévorant rapidement ses journées, épuisant sans cesse ses ardentes délices : combien alors ne se priverait-on pas du bien de les savourer à loisir, avec cette mûre réflexion qui en décompose lentement toutes les miettes, afin de les analyser ? Il faut mettre de la friandise à distiller le bonheur tranquille avec sensualité, pour se l'incorporer intimement : c'est alors que l'emploi de l'existence se trouve complet.

A ne considérer que le jeu de notre organisation, l'épicuréisme ferait donc préférer la vie mondaine et ses voluptés, à la solitude avec ses privations ? car nos actes organiques s'opèrent bien plus complétement dans la condition de l'indépendance que sous la contrainte. Il semble donc qu'on doive exercer ses fonctions sainement ou plus long-temps parmi les dissipations et lorsqu'on reste l'arbitre de ses volontés, puisque l'existence est plus naturelle, ou, si l'on veut, plus animale.

L'expérience témoigne, en effet, que la vie mentale ou intérieure, poussée à l'excès, devient une cause de ruine du corps. Mais une joyeuse carrière, semée de fleurs et de plaisirs, si l'on n'y apporte ni mesure ni modération, est-elle donc aussi sans périls et sans revers ? Quand elle ne serait nullement abrégée par de funestes excès, cette continuité de fêtes et de jouissances ne consume-t-elle pas rapidement les complexions les plus robustes ? N'a-t-on aucun besoin d'échapper à ces délices tumultueuses, et les rois eux-mêmes ne se dérobent-ils jamais à la satiété sous quelque asile champêtre ? Lorsque, dans sa vieillesse prématurée, le corps, fatigué de ces Sirènes, n'est plus amusable, sera-t-il soutenu par une ame vide, inexercée? Nous voyons, au contraire, chez les personnes studieuses, le centre cérébral recueillir et dévopper encore une vive énergie, l'ame survivre aux débris de nos membres vieillis, et parfois même se fortifier de ce tout qu'elle soustrait aux viscères intestinaux, comme aux organes sexuels.

Par là, nous nous convaincrons que notre espèce ne doit en aucune manière adopter un genre d'existence tellement étroit et exclusif, qu'il tombe dans l'un ou l'autre extrême. Nés pour suivre les voies moyennes, toujours conservatrices, délassons-nous des fatigues de la société par la jouissance inusitée des austérités dans la solitude. On trouve de la satisfaction à s'enchaîner volontairement, après les abus de la licence, comme souvent l'anarchie se précipite vers l'asservissement. Nous devons donc plutôt tempérer les extrêmes par leurs contraires, que de nous y abandonner, lorsque nous formons le projet de passer heureusement et largement nos années sur la terre [1].

[1] N'est-ce point à la flaccidité des tissus et à la distension graisseuse des organes cellulaires, soit chez les religieux cénobites, soit dans les gens du monde les plus adonnés à la mollesse, qu'est due leur vie courte et souvent maladive ? car des fibres lâches et humides conservent moins leur ressort que les sèches et tendues ; aussi les personnes les plus grasses ne parcourent jamais une aussi longue carrière que d'autres ; toujours tendres ou impressionables aux moindres révolutions physiques et morales, on voit les eunuques (aussi les eunuques religieux), les polysarques des pays humides surtout, comme ceux de l'Egypte, de la Hollande, etc., peu robustes et peu vivaces ; toute délicatesse ou somptuosité d'habitudes, d'oisivité, d'alimentation, est capable de dissiper la vigueur vitale ; comme l'observent les Orientaux, et surtout les Chinois, buveurs d'eau tiède.

CHAPITRE V.

Des contraintes sociales, ou des modifications que l'asservissement et les dignités imposent aux fonctions de l'organisme.

At Hercules! homini plurima ex homine sunt mala.

PLINE.

IL suffit d'aborder le monde pour connaître combien sont impérieux les devoirs imposés par la civilité; disons plus, par une véritable domesticité dans les hauts rangs de la société. L'attention continuelle de plaire à tous ceux dont on espère ou dont on peut craindre quelque chose n'est-elle pas la première loi? Ne force-t-elle pas d'accepter une foule d'obligations, et parfois la plus cruelle gêne? Suivez ce courtisan poli, qui s'empresse aux portes d'un palais pour faire sa cour, de laquelle dépendent et sa fortune ou son rang, et ses titres, et parfois son existence. D'abord, s'il possède un emploi, il lui faut rivaliser, avec tous les ambitieux, de soumission, de prévenances, d'obéissance au moindre mot de son maître, en tout temps, malgré qu'on puisse être incommodé, malade, ou retenu par mille accidents domestiques, des chagrins, des peines quelconques. Souvent on taxerait de négligence, de défaut de zèle, de coupable indifférence, la moindre inattention, lorsque des envieux ardents et toujours aux aguets pour vous décréditer dans la faveur, aspirent à vous supplanter. Il faut donc, dès le matin, se préparer, se costumer, sous le harnais, afin de subir les caprices, essuyer les reproches, la mauvaise humeur d'un supérieur, lequel a lui-même éprouvé toute la fierté exigeante de ses chefs, pour la reverser, avec les ricochets d'une morgue insultante, sur ses subordonnés. Fatigués, obsédés de leur représentation dans le monde, les grands viennent décharger leurs dégoûts sur leurs familiers; par fois un seigneur, dans l'intérieur des appartements du prince, s'abaisse aux fonctions humiliantes d'un valet; combien d'autres les ambitionnent, afin d'approcher de plus près le souverain, et d'en solliciter des grâces! Des marquises n'ont-elles pas étalé leurs appas, fait hommage de leurs charmes à des favoris usés de caducité et de débauches, pour atteindre à la fortune?

Ramper sous la main d'un haut et puissant seigneur, attendre long-temps debout, ne pouvoir pas toujours satisfaire librement à ses excrétions naturelles, se contraindre dans ses actions, ses paroles, ses sentiments; quoi qu'on voie ou qu'on entende des choses qui nous choquent, nous humilient, affecter le sourire sur les lèvres, avec le dépit dans le cœur; être prêt jour et nuit à s'immoler dans les tempêtes, à supporter le poids de la chaleur ou de la froidure, prendre sur soi la haine, le blâme des actions pour en laisser le fruit à ses maîtres; remplir des commissions déshonorantes ou périlleuses, être exposé à perdre en un jour le fruit de vingt années d'un esclavage assidu, vivre en défiance et en crainte; tel fut toujours le sort le plus misérable, malgré les pompeux dehors de ces livrées dorées et des brillants équipages des cours.

Ainsi, la société nous désaccorde d'avec la nature. Combien d'individus empressés à vous offrir le tribut de leurs services, à vous combler de leurs affectueuses cérémonies, étalent sans cesse mille témoignages d'attachements passionnés ! ce sont les plus dévoués amis, les plus complaisants Philintes, les plus humbles et obéissants serviteurs, à croire leurs protestations solennelles; tel est le langage de chaque jour, tels sont les frais pour se séduire mutuellement. Bien qu'on soit peu dupe de ces faussetés, on est moins en garde contre d'impudentes flatteries. Comme il faut un commencement d'exécution de ces belles promesses, il s'établit, par nécessité, une gêne réciproque dans la plupart des politesses sociales et des visites qu'on se rend, d'autant plus que les individus se contraignent davantage devant ceux qu'ils redoutent et haïssent par leur domination. Il en résulte des efforts habituels de concentration pour les passions les plus explosives, la colère, la jalousie, la vengeance, ou ces révoltes naturelles de l'orgueil écrasé. Généralement, les anévrysmes du cœur, de l'aorte et des gros vaisseaux, sont le résultat de ces passions forcément étouffées, et l'expression vulgaire de *crève-cœur* en est même un témoignage manifeste; c'est pourquoi le célèbre Corvisart a publié son *Traité des maladies du cœur*, qu'il avait eu tant d'occasions d'observer au temps du règne de Napoléon, dont il fut l'archiâtre. C'était en effet l'époque de l'ambition, et les plus fiers guerriers étaient contraints de ployer, bien à regret, le genou devant un maître impérieux qui, jadis, fut leur égal. Or, la colère concentrée occasione très fréquemment, soit des hémorrhagies nasales, soit d'autres ruptures ou dilatations des gros vaisseaux et des hypertrophies du cœur, parce que l'impulsion violente du sang dans ce viscère se trouve réprimée et contrariée avec effort par la réserve, ou par un respect imposé.

L'homme le plus social surtout, est donc de toutes les créatures la plus exposée aux névroses, aux spasmes, aux affections convulsives, non-seulement à cause qu'il est le plus sensible par le développement de son appareil nerveux, mais encore parce que notre espèce est soumise dans cet empilement, cet applatissement de la politesse ou de la civilité, à de plus dures contrariétés qu'aucun des animaux. La plupart des maladies spasmodiques, connues sous les noms d'hystérie, d'hypochondrie, de vapeurs, d'ennui et chagrin secret, si rongeants et quelquefois mortels, sont le principal résultat des compressions sociales, à tel point qu'il suffit de la vie libre et de l'exercice des travaux champêtres, pour dissiper ces affections. La mollesse, les plaisirs, les voluptés n'étant souvent que des liens d'un plus lourd esclavage, il faut les payer par mille sollicitudes [1].

[1] « J'ai vu de mon temps les ministres d'état les plus occupés, » les courtisans les plus heureux, les jeunes gens les plus robustes,

Aussi, parmi les chances de notre existence citadine, combien de ces amers déboires, soit de l'élévation d'un rival, soit de l'offense des intérêts personnels, surtout dans les temps de discordes civiles ou de révolutions qui renversent tantôt un parti, tantôt un autre! Guelfes et gibelins, wighs et torys, royalistes ou libéraux, chacun tour à tour se dispute le pouvoir, non-seulement pour en profiter, mais pour immoler et broyer à plaisir un adversaire et jouir de son humiliation; de là tant de sanglantes animosités qu'il faut renfermer dans ses entrailles, en attendant le moment désiré de la vengeance, lorsque l'adversité se sera lassée de nous accabler. Cette même frayeur de succomber pousse toujours le parti dominateur à des persécutions immodérées contre les objets de son antipathie. Ainsi se chagrinent mutuellement les humains jusque sous des dehors colorés par la politesse et la bienveillance.

Certes, la lutte secrète de ce monde devient plus âpre, par cela même qu'elle est plus déguisée, comme chez ces acteurs qui se battent derrière les coulisses, avant de se faire de doux yeux sur la scène en présence du public. La contrainte de l'amour-propre devient plus douloureuse, par cela seul qu'il faut faire tout l'opposé de ce qu'on

» et les plus belles filles, à la fleur de leur âge, succomber dans » des maladies par la force et la pesanteur de ce fardeau-là; par » les vapeurs cruelles et le dérèglement que cela causait à leurs » esprits et dans leur sang, etc., » dit le chev. Temple, *Essai sur la santé*, etc. Amsterdam, 1744, in-12, p. 179. Ce témoignage d'un homme d'état est remarquable; il est fortifié de celui de Lancisi, médecin célèbre des cours de plusieurs papes.

sent: aussi voit-on, principalement chez les femmes, une aigreur de jalousie étouffée, dégénérer en rage implacable; celle-ci ne pardonne jamais d'avoir été humiliée à tant d'abaissement en présence d'une rivale orgueilleuse qui en triomphait. De là ces supplices atroces que le pouvoir inflige tôt ou tard à quiconque ose l'offenser dans sa fierté; car, puisque l'orgueil se développe d'autant plus qu'on jouit d'une fortune plus éclatante, parce qu'on est encensé par des flatteurs dès la naissance, de faibles désappointements paraissent alors insupportables. Tel est le rongement secret de l'ame parmi les grandeurs, d'autant plus maladive et froissée au moindre effleurement, qu'elle fut plus délicatement élevée, et que la représentation publique, comme le grand air, envenime ses blessures. Cette sensibilité exagérée empoisonne secrètement les rois et leurs courtisans, dans les moindres catastrophes.

Telle est, n'en doutons pas, la cause de ce profond dégoût, de ces déchirements de cœur des princes au milieu des fausses adorations qu'ils sont forcés de subir comme vraies : la perpétuité des magnificences n'est pour eux qu'une prison dorée.

La nature préféra toujours de se développer avec toute indépendance; respirant la santé, la vie, au sein des campagnes et des bois, exempte de temoins et de censeurs, elle s'abandonne à ses goûts; nos nerfs s'y délassent. Les jeux, le libre exercice à l'air pur, la facilité de suivre sans contrôle jusqu'à ses caprices, impriment un nouveau ressort au système musculaire comme au nerveux. Là, le grand seigneur déshabillé se fait homme; il reprend le teint vif et fleuri perdu dans les va=

peurs encloses des palais, et sa poitrine se dilate visiblement. Il savoure avec joie ce pain noir, plus délicieux que les festins somptueux; la santé ressuscite avec l'appétit autour de l'âtre rustique où s'apprêtent ces simples mets, conservateurs de la force comme de la paix de l'ame. Des expériences même prouvent que l'organisation se réchauffe et se ranime avec ce régime.

On a vanté la longue vie, l'heureuse et brillante santé de plusieurs nations situées jusque sous des climats ardents, telles que les Indous sobres et pacifiques; mais on n'a jamais célébré sous ce rapport les Chinois[1], peuple le plus cérémonieux, le

[1] Un décret de l'empereur Khang-Hi, rendu la 27e année de son règne (correspondante à l'année 1687 de notre ère), régla les secours accordés aux gens du peuple, âgés de plus de 70 ans. (Voyez *Journal asiatique*, an 1826, t. VIII, p. 381.) On trouva un total de 169,850 octogénaires, 996 nonagénaires et 21 centenaires seulement sur une population évaluée à 200 millions au moins.

Le mémorable récensement fait en Italie sous le règne de Vespasien (l'an 76 de l'ère chrétienne), donna 124 centenaires, et l'Italie sans doute n'était guère plus peuplée, après tant de massacres et de calamités, qu'elle ne l'est aujourd'hui, d'environ 12 à 14 millions d'habitants.

En 1824, d'après le mouvement de la population de la France, produit par le ministère de l'intérieur, on a trouvé sur 30 millions d'habitants, que les décès s'élevèrent à 763,606, parmi lesquels il y eut 137 centenaires. Les départements dans lesquels ces centenaires furent le plus nombreux sont, pour les Basses-Pyrénées, 12; le Loiret, 11; la Creuse, 9; le Gers, 7; la Vendée, 6; le Puy-de-Dôme, l'Ille-et-Villaine, l'Arriège et le Cantal, chacun 5, etc. En 1826, le Puy-de-Dôme et la Dordogne offrirent chacun 14 décès centenaires; l'Arriége, 9; la Gironde, 8, d'autres départements montagneux en ont donné plusieurs aussi, et un total de 154 cette année : on en peut supposer trois fois autant en vie. Paris donne au moins un centenaire sur environ 22,000 décès annuels. D'après ces résultats officiels, on voit que les lieux montagneux, loin des grandes villes, où l'on jouit d'une plus complète indépendance, produisent davantage de centenaires. Or, s'il meurt

plus assoupli aux caprices de la politesse, en même temps le plus dissimulé, le plus faux, le plus servile enfin sans contredit de toute la terre. Il étend cet abus de compression sociale jusque sur ses arbres nains, ses végétaux rabougris, qu'il se plaît à rapetisser, tels que ces magots, ou ces eunuques enfantins et demi-hommes qui déshonorent les cours despotiques d'Asie; tant l'homme abâtardi cherche encore à régner sur des êtres plus difformes et plus méprisables que lui-même. Il se grandit de toute leur bassesse. Mais ni les hommes ni les animaux et les plantes, courbés sous cette

en France un centenaire environ sur 5,000 décès annuels, c'est la preuve qu'il en existe un nombre bien supérieur à celui qu'on a trouvé dans les 100, ou même 200 millions d'habitants attribués à l'empire chinois.

La proportion des centenaires, et à plus forte raison des octogénaires, des nonagénaires, est encore plus considérable parmi les régions septentrionales de l'Europe, comme la Russie. Il s'ensuit donc que, malgré la tranquillité sociale et la richesse de l'empire chinois, dans sa vaste étendue du Nord au sud, il ne présente qu'une faible longévité sous son régime politique et domestique. Ce fait est d'autant plus remarquable, que les lois font un devoir sacré de l'amour filial, et que nulle autre part sur la terre, la paternité n'est rendue plus heureuse et plus vénérable.

On ne pourrait alléguer l'influence d'un climat plus froid comme cause d'une plus grande longévité en Europe, puisque la Chine et la Tartarie chinoise présentent des températures aussi froides, et la Chine méridionale n'est guère plus chaude que l'Espagne ou l'Italie.

En France, il y a sur 10,000 habitants 38 nonagénaires, dont les deux tiers sont du sexe féminin; celui-ci domine toujours en nombre parmi les vieillards. A Londres, sur la même quantité d'habitants, on ne compte que 20 nonagénaires; il en est de même à Vienne; mais Berlin en offre 42, et on en trouve 50 en Suisse, d'après les recherches de M. Quetelet. (*Mém. acad. de Bruxelles*, 1825.)

domesticité basse, monstrueuse, et sans cesse condamnés à subir, soit le tranchant du fer qui les mutile, soit le choc du bambou pour les moindres transgressions, ne parcourent jamais une longue et forte existence. Êtres infortunés, ajoutant aux infirmités naturelles toutes celles de leurs propres inventions; société misérable, consumée du marasme du despotisme, prisonnière d'elle-même, et, pour ainsi dire, vaste hôpital, tremblant derrière sa longue muraille à l'approche de quelques escadrons de Tartares! Voilà les modèles qu'on n'a pas craint de proposer à la fière et vaillante Europe, aujourd'hui dominatrice du monde.

Il y a donc un excès de politesse sociale qui appauvrit les forces de l'organisme, par de perpétuelles contrariétés. Ces habitudes de souplesse énervent non moins l'ame que le corps; car, à force de l'humilier, elles l'hébètent. Certes, il est assez évident, au contraire, d'après le déploiement de la vigueur nerveuse et musculaire des démocraties, par les éclatants progrès de leur industrie, comparés avec l'éclat éternellement stationnaire des empires les plus foulés sous cette docile politesse, que celle-ci réduit l'énergie en tout sens, ou rabaisse les facultés, en même temps que la vitalité, à son *minimum* d'action sous d'étroites demeures.

Quoi donc! dira-t-on, suffit-il d'être *rustique et fier*, d'*avoir l'ame grossière*, pour vivre un siècle? Il est un milieu, sans doute, en cela comme en tout. L'égoïste qui prétend s'arroger seul l'univers, s'emparer sans gêne de ce qui appartient à chacun, est bientôt haï et repoussé de tous. Forcé de subsister seul, il manquera de tous les secours et des avantages de la société. Reste donc à se procurer cette situation moyenne entre l'absolue indépendance et l'asservissement. On peut s'y promettre, avec une honnête aisance, de doux échanges de services et des gages réciproques d'amitié parmi ses égaux. Rien n'étant d'obligation dans ces rapports non suspects, tout y devient purement volontaire, et la générosité même se plaît à présider aux transactions qui intéressent l'amour-propre. Lorsqu'il y a peu de disproportion de fortune et de rangs, il règne donc moins de gêne et plus de franchise, ou cette naïve cordialité qui fait qu'on s'entr'aide par une sympathie naturelle entre gens qui n'ont rien à s'envier, rien à craindre l'un de l'autre.

Aussi voyons-nous la vie la plus durable, et, à tout prendre, le développement organique le plus complet dans les états intermédiaires, placés toutefois au-dessus des besoins de l'indigence, comme au-dessous de cette opulence trop fréquemment la victime de ses excès. Tels sont ces peuples laborieux et robustes qui connaissent peu les raffinements de la mollesse, sans descendre aux ignobles grossièretés de la populace; hommes solides et vivaces, dont les propriétés modestes sont néanmoins indépendantes, qui constituent la masse, la puissance la plus compacte des états; classe également ennemie des prétentions oppressives des riches et de l'anarchie démagogique des pauvres, astreinte, par la modicité de sa fortune, à la sobriété comme au travail, ces puissants leviers de la vigueur et de la longévité.

L'humiliation comprimant le ressort de l'appareil cérébro-spinal, il devient philosophique, autant que salutaire, de rappeler l'homme à sa dignité, qui est encore un élément d'énergie, avec les vertus commandées par le devoir dans chaque rang de la société. Il faut qu'un être se respecte, pour obtenir la plénitude de sa force et sa liberté; les sauvages eux-mêmes se décernent entre eux des titres d'honneur, et les héros d'Homère, demi-barbares, n'oublient jamais ce protocole qui les fait souvenir de leur valeur.

En effet, l'homme semble avoir faim de cette bonne opinion de soi-même, garantie de sa vigueur nerveuse; il en cherche le reflet dans les regards d'autrui, puisqu'il s'afflige du mépris et se réjouit de l'estime. Quoique la vertu se rende un juste témoignage à elle-même, si celui du monde manque, la louange est le prix des nobles sacrifices : parfum ravissant de l'ame, que les grands cœurs ont préféré de tout temps aux richesses. On en aime jusqu'à la fausse image. Dans le Malabar et le Bengale, des *bhaoûts*, flatteurs à gages, sont toujours très bien payés pour célébrer en public les vertus de quiconque les solde. Combien d'individus, parmi nous, promettent aussi de s'admirer mutuellement! Et souvent il en résulte ce bien réciproque qui tranquillise et engraisse dans la sécurité l'organisme, en calmant ses inquiétudes. Les amitiés qui enivrent le plus, que sont-elles? sinon ce perpétuel échange d'estime convenue, ce commerce de vanités rassurantes, lequel caresse, soulage les maladies, allége les disgrâces de l'existence?

L'homme, seul parmi l'immensité des créatures, est éminemment sensible à ces chatouillements de l'orgueil, prérogative inséparable de l'esprit, bien qu'elle n'en signale trop souvent que l'impuissance et les limites. Ne voit-on pas les animaux qu'on flatte s'animer aussi d'un contentement joyeux? La circulation s'avive, le regard pétille d'un nouvel éclat; le système nerveux est surexcité (le chien agite sa queue, le cheval redresse sa tête et sa crinière, etc.).

Ainsi, gratté dans son amour-propre, chacun prend plus de confiance en soi, résiste mieux aux travaux et aux douleurs, de même qu'une musique ravissante fait oublier la souffrance. Cette douce imagination charme donc notre système nerveux; en l'attachant à la peine, on peut même la rendre enchanteresse; le guerrier vainqueur est guéri facilement de ses blessures, tandis que le vaincu succombe à cette honte secrète du cœur qui engendre le sphacèle et la pourriture dans ses moindres plaies. Gloire, nectar délicieux qui enivre de faibles mortels! combien ils seraient désespérés, s'ils sondaient sans elle les profondes misères de notre vie! Car qui est réellement quelque chose sur cette terre, roulant sans cesse dans les abîmes de l'éternité? Il faut donc consoler l'humanité si chétive, si éphémère, dans ce court passage entre les deux néants du passé et d'un avenir engloutissant toutes nos grandeurs.

L'indulgence devient alors un devoir, puisqu'on l'implore quelquefois pour soi. Ce n'est plus seulement transaction réciproque; c'est charité, c'est justice. Qui peut vivre exempt d'erreur? Que deviendrait la société, si l'on ne s'y passait rien? L'être le plus sévère pour lui-même sent le mieux sa propre fragilité, et le méchant, dans son iniquité, supporterait un châtiment bien rude, en recevant une égale mesure de représailles.

L'art d'être sain et tranquille consiste ainsi dans l'art de beaucoup accorder à nos pareils; le généreux lui-même sollicite pour ses adversaires. L'existence n'éprouve plus alors des entraves aussi serrées, et l'on se prépare plus d'amis. L'abus serait de tout céder, abus si funeste, qu'il aggraverait bientôt nos maux. Par une pente trop facile, les injures descendent sans cesse vers quiconque les accepte sans résistance, avec humilité, comme l'eau s'écoule vers les lieux bas. S'il est de notre devoir d'honorer la noblesse naturelle de notre espèce, il devient plus périlleux de craindre nos semblables que de les braver; la hardiesse, l'audace leur imposent le respect, lorsque la modération n'obtient qu'une dérision piquante, et l'innocence qu'une insultante pitié. Combien d'hommes se croient déliés de l'équité envers les misérables qu'ils peuvent impunément opprimer! Il est douteux de laisser un empire absolu sur soi-même à ses meilleurs amis, tant notre nature ploie facilement sous les tentations de l'intérêt privé! Partout un système nerveux énergique opprime le plus débile.

Nous le proclamerons au ciel et à la terre: Mortels, si vous prétendez conserver votre santé comme votre bien-être dans les sentiers de la société, restez votre maître, du moins régnez par l'ame, et vous le pourrez encore avec des membres esclaves.

Liberté, franchise, ingénuité, sources de vivacité dans l'enfance, essor délicieux de l'indépendance qui fait respirer le bonheur jusque sous l'infortune, qui, par la seule pensée, allège les chaînes d'un captif, tandis qu'un joug d'or accable invisiblement l'homme du pouvoir, c'est à vous qu'il faut demander une longue carrière de félicités sur la terre. Humains, gardez votre dignité, sans vous enorgueillir aux yeux de vos semblables, afin de mériter le respect et leur estime. Ne redoutez personne, car n'insultez personne. Tenez-vous égaux à toutes les grandeurs, si vous n'avez point à rougir. Que votre indulgence pour l'erreur ne dégénère point en tolérance pour le vice. Louez sans flatterie et blâmez sans aigreur. Soyez constants au moral, pour devenir fermes au physique, car toujours l'équilibre des organes s'établit par celui de l'ame. Que vos vertus ne tournent point à votre ruine : il y a, jusque dans la sagesse, un excès meurtrier à fuir. Combien de magnanimes ont versé des larmes de sang, puisqu'ils ont porté le deuil par leur excessive bonté! On l'a prise alors pour une énervation et une castration intellectuelle.

CHAPITRE VI.

Des rapports entre la fortune et la santé.

Is inquam beatus quem nulla res minorem facit ; tenet summa ; et ne illi quidem nisi sibi innixus ; nam qui aliquo auxilio sustinetur, potest cadere. SENEC.

La plupart des hommes n'ayant guère d'autre occupation, dans la vie, que de soigner leurs intérêts, prennent pour thermomètre de leur santé celui de leur fortune. Véritablement quiconque voit chaque jour ses affaires prospérer et un doux gain s'amasser en récompense de ses labeurs, se lève plus gai, digère plus facilement, s'adonne avec plus de satisfaction et d'ardeur à ses travaux journaliers ; il vit rempli d'espérance et d'allégresse. L'artisan, le laboureur se promettent, pour leurs vieux jours, un repos fortuné, à l'abri des besoins ; le négociant s'envolera, sur les ailes de l'opulence, vers des rangs distingués ; le magistrat, le prêtre, le soldat atteindront à de plus hauts grades, avec l'appui des richesses, qui, par toute la terre, attirent la considération et procurent les jouissances.

Dans le penchant d'une fortune en ruines, au contraire, l'esprit est travaillé de soucis et de chagrins continuels ; sans cesse en proie à des besoins renaissants, épuisant toutes les ressources, hasardant des expédients d'un succès douteux, mendiant des emprunts onéreux qu'il faudra solder à leur terme, mécontent du présent et redoutant l'avenir, quelle santé robuste n'en serait pas ébranlée? On mange un pain amer, entre les exploits des huissiers et les procès. Il faut se soustraire aux créanciers, et le sommeil n'est guère tranquille avec des contraintes par corps. Oui, sans doute, la plupart des maux qui affligent la société n'ont pas d'autre source que ces tracasseries insupportables de la mauvaise fortune, surtout lorsqu'on est chargé de famille, et qu'on veut dérober au public le triste résultat de ses dispendieuses extravagances. Les jeux de hasard, la passion du faste et de honteuses débauches détraquent tout-à-coup ces fortunes colossales qu'on croyait inébranlables, et quelque jour un grabat plus que modeste, sous une lucarne, recevra ce millionnaire jadis si arrogant, qui éclaboussait les passants dans son char doré, au milieu de nos superbes cités. Son foie s'engorge, et son teint autrefois florissant jaunit alors.

La brusque transition d'une table somptueuse au pain noir et à l'eau n'en est pas encore la cause la plus cruelle: c'est l'orgueil déchu, c'est le supplice d'une félicité passée qu'on n'a pas su conserver, c'est le mépris qui humilie: on va dérober sa honte dans une foule inconnue; on meurt au monde; mais la solitude profonde où l'on croit s'ensevelir n'éteint point les regrets; si l'on n'a pas su jouir avec modération de la prospérité, l'on succombe avec plus de bassesse sous les coups de l'adversité.

Des métaux paraissent donc être le sang, la vie des humains ! La pierre philosophale serait-elle le plus actif des cordiaux : voyez comme elle relève ce manant rustique, d'abord si humble, jadis pétrifié par l'indigence ! Comme il apparaît bientôt, de ché- tif et gauche qu'il était, un personnage fier, qui se carre avec importance, prend un embonpoint radieux, une figure haute et bien fleurie, à mesure que ses coffres s'emplissent ! Donnez à ce maigre vicaire un gras canonicat, alors cette poitrine dé- licate dont il souffrait, cet estomac languissant qui ne pouvait supporter le jeûne, se fortifient tout-à-coup : le seul sentiment d'une existence commode et assurée ont désormais dissipé cette pâleur, opéré cette guérison miraculeuse. Tous ceux qui, d'un rang inférieur, atteignent les sommités de la for- tune, n'ont plus d'autres soins que de vivre long-temps, de savourer en repos tous les plaisirs qu'ils avaient tant ambitionnés : heureux s'ils ont la pru- dence de ne point abuser d'une situation inaccou- tumée pour eux, et s'ils n'abjurent pas trop com- plétement ces habitudes laborieuses de modération qui entretenaient leur santé et leur énergie ! Tel manœuvre enrichi s'est vu contraint de reprendre l'instrument de son métier, pour ne pas périr de son bonheur. Les satiétés d'une vie opulente deviennent une fatigue à laquelle il faut être fa- çonné de longue main pour les supporter.

Par là l'on reconnaîtra que toute santé habituelle ne s'accommode point de toute fortune, à moins d'en avoir acquis la capacité dès la naissance ; que *le superflu*, loin d'être *chose très nécessaire*, devient plutôt très funeste, ou qu'il y a des indigestions d'or promptement mortelles. Souvent tel ignore l'art d'être pauvre, qui ne sait pas mieux gouverner son opulence; il méconnaît l'avantage des fortunes moyennes, d'ordinaire les plus solides, les plus capables de constituer un juste équilibre entre les besoins et les excès. Il coûte beaucoup de tourments pour conquérir beaucoup de trésors; il en coûte également pour les conserver, pour les employer et jusque pour les perdre. Loin qu'une table splendide, que des meubles magnifiques, des diamants et des équipages prolongent nos ans d'un seul jour, ils contribuent à les abréger par les jouissances; séduits par les délices et les flatteries, nous subissons la servitude de l'ostentation : heureux qui saurait s'appauvrir d'autant d'argent qu'en peut digérer notre économie!

Ainsi que des ingurgitations continuelles détruisent les forces gastriques, rien ne ruine plus que la richesse. Offrant sans cesse l'occasion prochaine de pécher par abus, elle fait que le salut physique et moral des hauts rangs est, de tous, le moins assuré. On devient douillet, vulnérable aux moindres accidents; la nourriture, la couche dure, l'exposition à l'air, pour peu qu'ils soient inaccoutumés, froissent cet organisme efféminé par toutes les délicatesses d'une existence si molle. Les rois surtout n'ont pas autant de longévité, d'énergie physique que les autres hommes; les familles les plus opulentes s'abâtardissent avec la suite des générations. Pléthore de nutrition, excitations perpétuelles, dissolution des voluptés, passions aiguisées, suivies de dégoûts par satiété, tout use et bientôt épuise les plus vigoureux tempéraments soumis à tous les caprices que favorise l'opulence. Son ivresse fatigue principalement les forces du système nerveux intestinal, et l'orgueil en perpétue l'irritation.

L'expérience a prononcé : une vie riche est presque inévitablement voluptueuse ; ses superfluités engendrent une fièvre de consomption. On ne croit d'abord que jouir ; mais on s'échauffe, on augmente peu à peu les excitants, pour entretenir les mêmes fantaisies, pour les ranimer à mesure qu'elles languissent ; ainsi tenu sans cesse en déperdition, le système sensitif s'énerve, se consume dans l'étisie des délices. Alors est insensiblement rongée l'organisation, fût-elle la plus robuste. Toutes les phases de l'existence sont accélérées, comme dans ces végétaux dont on hâte la fructification par une chaleur factice. Mûris avant le temps dans un sol trop abondant en sucs, l'homme, la plante, ne produisent que des fruits imparfaits, mal élaborés ; cette précocité hâtive appelle une prompte mort en imprimant un mouvement fébrile, une course précipitée. Rois, princes, grands de la terre, qui vous retiendra sur le bord de l'abime? Entourés de séductions et de flatteries, vous n'entendrez point notre voix ; accomplissez vos destinées ; le sage ne les envie pas, et vos somptuosités ne sont que des funérailles anticipées.

Ce n'est pas un soin de faible importance que de se complaire dans une fortune étroite, mais suffisante à nos nécessités : tout ce qui les dépasse est déjà maladif. Il y va de la mort, soit qu'on s'exténue à poursuivre le fantôme séduisant qui distribue au hasard les dons de l'aveugle Plutus, soit qu'on se croie sans cesse au bord du gouffre de la misère. Nous serions tous à peu près riches, si de vastes désirs ne nous accusaient d'indigence, car l'avare ne fait pas plus d'usage de ses métaux par ambition de les accroître, que s'ils appartenaient à d'autres; espèce de sac à renfermer de l'or, préférant celui-ci à son bien-être, il se juge donc sans prix par lui-même. Le plus sûr moyen d'accroître ses trésors étant de retrancher à des besoins factices, il vaut évidemment mieux subsister en dépensant, que de mourir en voulant trop largement vivre. La haute fortune, par son évidence, appelle aussi de grands périls; elle rend timide et fait trop tenir à elle dans les dangers. Accessible par tant de points qu'elle ne laisse jamais son possesseur exempt d'inquiétudes; toujours enviée, souvent en butte à la puissance, elle devient le plus pesant fardeau et peut compromettre la raison, soit qu'on acquière, soit qu'on perde ces richesses.

Nul riche vivant sous la terreur des gouvernements despotiques, ou préférant les jalousies des républiques ne peut se dire aussi indépendant, et par cela même aussi assuré dans la sécurité du bien-être, que l'homme dérobé à l'envie dans les rangs obscurs. Si cette richesse est un don de la faveur des rois, il faut la payer par de continuelles servilités, car les courtisans deviennent encore de grands mendiants. Les offices les plus lucratifs ne sont pas sans raison qualifiés de *charges* : leur responsabilité ou les haines que leur suscite l'envie, les frayeurs des destitutions ou des supplantations par des rivaux, la nécessité de supplier, d'intriguer pour obtenir et conserver sa place, ne rendent-elles pas le sort de tous les employés peu désirable, comme ils l'avouent? Qu'il est glissant le faîte des honneurs! Bientôt une chétive retraite vient réduire à l'indigence ces vieux serviteurs abreuvés d'amers déboires, et trop oublieux de leur avenir dans la prospérité. Désormais coursiers inutiles, on ne calcule plus que sur leur mort : est-ce là le gage d'une longue existence!

Les propriétés indépendantes offrent donc plus de sécurité, et la bonne réputation conquise par des travaux promet cette aisance honorable qu'on ne doit à personne. Aussi la pratique d'un art, malgré ses fatigues et ses revers, assure plus la propriété, et avec elle la santé, que des services rendus même aux rois qualifiés d'illustres ingrats. Mieux vaut rester créancier de la terre reconnaissante, puisque le bienfait d'autrui ne fut jamais un héritage; mais sachons comprendre que peu vaut beaucoup, et que la frugalité devient la fidèle compagne des jouissances exemptes de repentir.

Qu'il soit permis de combattre ces philosophes qui soutiennent que comme il existe sur la terre plus de pauvres que de riches, de même les maux de la vie l'emportent sur les biens. L'existence, la multiplication prospère du genre humain ne déposent-ils pas du contraire? La jeunesse même indigente ne se trouve-t-elle pas riche encore d'espérances, par le sentiment de son énergie et de son activité? Toujours prodigue, elle fait jouir et dissiper parce qu'elle peut acquérir. La vieillesse, par la conscience de sa faiblesse et ses défiances de l'avenir, est toujours chiche, toujours mécontente de ses possessions; le vieillard, resserré dans l'égoïsme et le lucre, n'est qu'un malade rongé par cette indigence de l'ame qui hâte sa caducité; s'il accuse une misère insatiable, la nature l'appelle bientôt à la mort.

Vous verrez les individus les plus craintifs atteints de cette défaillance morale qui affaisse le physique, s'ils négligent tout autre soin que celui d'assembler des richesses : passion la plus soucieuse, la plus personnelle et la plus dégradante dans ses excès, mais la plus proportionnée aux intelligences viles et obscures.

Affaiblissez un homme par des saignées, par la diète, par des déperditions de tout genre, il deviendra peureux, économe, puis avare, comme si tous les biens lui échappaient avec sa vie défaillante. Le même résultat s'observe chez les personnes opulentes, dégoutées, privées d'illusions, dans les somptuosités de leur fortune. Telles sont ces habitudes de tristesse, de frayeur, qui suscitent dans les viscères intestinaux de continuels états de crispations et de frémissements. Ainsi l'on devient rétréci dans le sein des richesses, énervé et hypochondriaque, malgré, ou plutôt par tous ces éléments du bien-être. De même, sur les terres les plus fertiles, sous ces climats brûlants de l'Orient et de l'Inde, si prodigues en délices, quoi de plus fatigué que le système nerveux trisplanchnique ? La débilitation physique et morale est de plus accrue par le régime de compression religieuse et politique, ressorts de terreur employés par les gouvernements despotiques, et qui pèsent presque partout sur les hautes classes des sociétés.

De là est née avec les abus que l'opulence accumule infailliblement dans toutes les fonctions de l'organisme, cette longue iliade de maladies des voies digestives. La plupart résultent de l'excès des stimulants, surtout sous les cieux ardents où l'on se gorge d'aromates. Tels sont cette incurable débilité, cet état d'irritation dyspeptique dominant l'appareil gastro-hépatique. Sur cette sensibilité pathologique de l'estomac, vient retentir encore toute la série des affections hypochondriaques qui accompagne le désordre morbide des viscères intestinaux. Ainsi, une foule de causes morales, nées de la réaction des facultés de l'esprit, surtout au milieu des tourments et des intérêts d'une grande fortune et d'une civilisation élevée, aggravent profondément la vicieuse sensibilité du foie, de l'estomac, des intestins grêles, de la rate, etc. La susceptibilité épigastrique devenue excessive, les moindres émotions rendent encore plus pénible l'élaboration nutritive au milieu du délabrement des organes. Quel emploi judicieux d'agents thérapeutiques et moraux, quel traitement diététique seraient capables de ramener le calme, la fraîcheur, la santé, dans ces entrailles désormais lacérées et dans des cerveaux si cruellement bourrelés ?

C'est la preuve que le foyer nerveux ainsi vieilli, et desséché par la consomption des jouissances, manque désormais de cette flamme vivifiante du jeune âge, capable de ranimer de longues et joyeuses années. N'est-il pas d'expérience que, desséchés par l'avarice et ses laborieuses privations, flétris pendant quarante ans à entasser soucieusement des écus, rouillés sur tout le reste, ces êtres n'offrent plus que le *caput mortuum* de l'existence? Ont-ils cette gaîté franche, cet élan chaleureux des hommes ardents ou magnanimes, qui font servir la fortune à l'assaisonnement de la vie, loin d'en être les esclaves? Donc ce violent appétit de l'or retranche à nos années ce qu'il ajoute à la masse de nos biens, et plus le vieillard épargne, plus il dénonce une mort imminente. Cette cupidité effrénée n'est ainsi qu'un symptôme funeste de pusillanimité, tandis que la générosité est une affection de la jeunesse, qui en conserve le mieux les habitudes fortifiantes : tant l'or accumulé dégénère en poison!

Richesse, abondance, mollesse et oisiveté dans les rangs supérieurs des sociétés humaines, n'amènent donc avec les jouissances multipliées desquelles on ne peut guère se défendre, que dégoûts, satiété, débilitation d'entrailles par les excès de table, énervation des appareils cérébro-spinal et nerveux trisplanchnique, par l'abus des voluptés vénériennes : de là, pusillanimité, lâcheté, servitude sous le despotisme, avec l'avarice, la frayeur de la mort, l'hypochondrie, comme parmi les climats chauds; enfin, puberté précoce, vieillesse et mort prématurées par la dissolution de l'organisme.

Modicité, sobriété, rudesse d'existence parmi les classes inférieures de la société, apportent, tout au contraire, par des privations auxquelles on ne saurait échapper, l'activité du corps et de l'ame, l'appétit, l'alacrité, la vigueur des organes digestifs, s'ils ne souffrent pas trop d'abstinences, et l'énergie génitale par la rareté de ses voluptés. De là, cette ardeur nerveuse, cette confiance téméraire, qui, ne possédant rien, n'ont rien à redouter; cette générosité que soutiennent les conquêtes du travail. Avec le courage, naît le sentiment de l'indépendance et la fermeté contre les souffrances : ainsi se conserve la jeunesse et se retarde la mort, comme on voit, parmi les contrées glaciales, les arbres s'endurcir et prolonger leurs époques de floraison pour atteindre de longs siècles de vie.

CHAPITRE VII.

Diversité des rangs ou castes de la société et des degrés de la puissance, relativement à la santé.

Il existe dans toute nation trois principaux étages qui forment comme autant de zônes plus ou moins subordonnées à l'influence des lois et des mœurs qui les régissent.

Les pauvres et la populace, bases les plus infirmes de l'édifice social, par l'absence de propriétés, par leur infériorité même, se soustraient facilement à l'empire immédiat des lois civiles; on n'a guère de prise que sur le corps des individus. Portant envie ou une haine violente aux puissants et aux riches dont ils se croient lésés ou se supposent sans cesse opprimés, ils gardent une tendance constamment hostile et démocratique contre les rangs supérieurs.

Les puissants et les riches, sommité sociale, fréquemment entraînée par une ambition envahissante, ou même transportée de la soif de l'autorité et de la domination, se trouvent intéressés par leur opulence et leurs grandeurs dans les moindres ébranlements de l'état. Tantôt ils s'assujettissent dans les monarchies en courtisans adroits et polis, ou même en souples esclaves au maître, afin de participer au pouvoir et à la splendeur dont il est la source; tantôt ils se sentent assez forts pour lui résister dans les oligarchies; mais alors encore, ils vivent dans les soucis et les alarmes, bien qu'ils se targuent d'un orgueilleux mépris pour les inférieurs, ou le commun peuple.

Enfin les classes moyennes, constituant la masse de la nation, soit agricole, soit commerçante, soit industrielle, pondératrices de ces deux extrêmes, les empêchent de s'entrechoquer. Par l'équilibre qu'elles établissent, elles conservent l'ordre, le respect des lois; elles garantissent la stabilité des empires en résistant également à l'anarchie et au despotisme.

Ainsi la tête de chaque état aspire à accroître sa domination; aussi les chefs participent aux maux inséparables de l'oppression comme de l'esclavage, tandis que les castes les plus inférieures, à demi civilisées, dans leur indigence, restent plus libres, ou même plus voisines de la licence. Elles ont davantage à espérer qu'à craindre des bouleversements d'un tel état, dont elles supportent le faix sans obtenir ses emplois et ses faveurs; car n'ayant rien à perdre, elles ne peuvent qu'y gagner. Au contraire, les plus hautes cimes des sociétés, les premières frappées par les tempêtes politiques, se voyant ainsi menacées, tendent à se fortifier, à s'agrandir sans cesse, aux dépens même de la terre dont elles absorbent les sucs nutritifs; elles croient s'élever davantage en l'appauvrissant. L'équilibre social ne peut alors se soutenir qu'à l'aide d'un poids intermédiaire.

Les mœurs, les habitudes des rangs nobles,

élevés, opulents, sont donc opposées à celles des tribus roturières jadis désignées sous le titre de bas peuple, et, si l'on veut, de *canaille* ou de *vilains*, comme les parias de l'Inde. Le noble ou le riche (qui toujours cherche à l'imiter), fier de sa conditiou ou d'une fortune distinguée du commun, prend des manières élégantes, polies avec ses égaux, mais dédaigneuses, avec un air orgueilleux ou protecteur envers les petites gens, parfois même impertinent de morgue ou pétri d'arrogance. Ambitieux de tous les postes éminents, il se croit le seul digne du commandement, le seul capable de gouverner, et supporte impatiemment d'obéir à des individus de moindre aloi, ou méprise la race des nouveaux annoblis, s'il est de plus vieille souche qu'eux. Les riches, encore plus outrageux parfois, se jugent en position d'acquérir avec l'or toutes les dignités, tous les honneurs; dans la fastueuse ostentation de leur opulence, ils s'étalent largement à leur aise, au milieu d'un salon doré, faisant parade de leur bonheur; ils s'aiment, ils s'admirent, se choient, et s'imaginent que chacun soupire après leur félicité. Les nouveaux enrichis particulièrement ne peuvent se contenir jusqu'à ce qu'ils aient *cuvé leurs trésors;* dans l'insolence de leurs prospérités, ils se croient souvent tout permis, en achetant l'impunité. Les puissants, en exerçant de hauts emplois, ressemblent, à beaucoup d'égards, aux riches et aux nobles; mais placés plus que ceux-ci en évidence, sous les yeux du public, ils se contiennent davantage; ils affectent les formes de la politesse la plus flatteuse, en dissimulant les injures ou le souvenir de leurs vengeances dans les profondeurs de la pensée. Enflés du vent favorable de la fortune, ils deviennent de plus en plus audacieux et entreprenants; toujours ils aspirent plus haut pour accroître leurs dominations; avec leurs subordonnés, on les voit trancher du souverain, et chercher à les éblouir par les couleurs spécieuses de la prudence et de la capacité, soit pour paraître dignes de leur rang, soit pour afficher une haute importance. Ils gardent donc en public le *decorum*, et savent devant le monde renfermer l'emportement de leurs passions.

Voyez, au contraire, le pauvre, le malheureux, sans titre, sans propriété, sans pouvoir; comme il paraît soumis, atterré, abject, devant son très redouté seigneur ! comme il parle bas, le chapeau à la main, à cette divinité en crédit ! comme il se tient serré, se rappetissant, se glissant sans bruit, de crainte d'exciter la colère. ou de déranger, de géner le moins du monde celui dont il attend, avec un si profond respect, soit les ordres souverains, soit un simple regard ! il ne s'attribue rien, ne fait gloire de rien, ne se croit rien permis, n'ose rien entreprendre de lui-même. Mais entre eux, les misérables n'ayant rien à ménager, déployant une franchise rustique, ils ouvrent leur caractère naturel, sans politique ni politesse, sans déguiser leurs sentiments ou leurs passions. Du moins ils jouissent alors de la santé, de l'indépendance; ils se montrent eux-mêmes, tandis qu'un prince ou un grand, toujours en représentation, épiés jusque par des valets dans leur intérieur, se sentent gênés dans leurs moindres actions, leurs besoins ou leurs plaisirs secrets, etc.

Or, l'existence de ces deux classes principales de toute nation n'est pas moins opposée que leur situation au bas et au sommet de la pyramide de l'état, colosse à la tête d'or et aux pieds d'argile, pour l'ordinaire. Le pauvre manquant souvent du nécessaire, et le riche possédant le superflu, le premier est l'homme du besoin, le second est l'homme d'excès.

L'infortuné se lève matin, vaque à des travaux de corps, à des exercices des mains et des pieds, pour gagner sa nourriture et celle de sa famille; n'ayant presque rien en propre, et sans cesse poursuivi par la nécessité, tantôt il s'évertue, tantôt il se décourage; il vit au jour le jour, quelquefois résigné à son sort, souvent insurgé contre la Providence, et toujours envieux des riches. Sa nourriture simple et grossière, peu abondante, le réduit habituellement à une sobriété dont il se dédommage amplement dans l'occasion par l'ivresse et la crapule. Du reste, endurci dans les labeurs, développant ses muscles, à l'air libre, malgré l'intempérie des saisons, il acquiert des membres plus vigoureux que le riche; mais bientôt il se fatigue, se consume par les peines, par une alimentation indigente ou irrégulière, par un défaut de secours, de soins, de propreté, ou sous des habitations malsaines, avec des vêtements insuffisants. Pitoyable et tendre aux maux de ses pareils, il se montre, au contraire, insensible, ou même cruel pour les douleurs des grands et des puissants qu'il contemple avec une sa=

tisfaction secrète, comme si elles le vengeaient de son humiliation. L'insupportable orgueil d'un gueux parvenu prouve qu'il était profondément ulcéré de son abaissement. Toutes les fibres du malheureux sont tendues, serrées, car l'infortune rend irritable, haineux, quand elle n'accable pas. Ses maladies sont la plupart externes, comme les chocs, les blessures, les affections cutanées, les exanthèmes, les rhumatismes, etc. Ses viscères internes, communément robustes, digèrent sans peine des aliments lourds, durs, ou crûs.

Le puissant, tout au contraire, usant et même abusant de sa fortune, se lève tard et ne s'occupe qu'à son aise, ou pour son amusement. Il passe les journées, soit dans les plaisirs et les jeux, soit dans une molle indolence; oisif ou assis, ou transporté dans un char commode, tantôt il se livre à d'agréables études, comme la littérature, les beaux-arts; tantôt il se pousse dans les affaires à l'aide de hauts patronages, ou par l'intrigue, en sollicitant les grands, en s'insinuant auprès des personnages en faveur, et surtout des dames du plus noble parage, au moyen de la louange et des petits soins. Des nourritures recherchées, fines ou délicates, les vins exquis, les liqueurs incendiaires, les aromates amènent des excitations dangereuses, des irritations fébriles dans les viscères, appellent la luxure, la débauche, affriandent à toutes les jouissances. Placé sans cesse à l'abri des intempéries atmosphériques, cet être voluptueux, bien logé, bien vêtu, devient délicat, étiolé, s'amollit dans la paresse qui détend les muscles, et laisse au système nerveux une prépondérance excessive sur tous les autres organes; de là naît cette sensibilité physique et morale exaltée plus ou moins chez toutes les personnes par la fortune, ou les dignités. Leur existence se compose plutôt d'affections, de pensées, d'un continuel emploi de l'intelligence, que de travaux de corps; celui-ci tend donc à s'affaiblir, à s'énerver; ses principales maladies sont toujours plus ou moins compliquées de névropathies; l'encéphale y est d'ordinaire intéressé, de même que les viscères intestinaux, le foie, etc.

Aussi, les affections hypochondriaques chez les hommes, et l'hystérie spasmodique dans le sexe féminin, les délabrements de l'appareil digestif, la gastrite chronique, les squirrhes et cancers de l'estomac, du foie, les maladies résultantes du sang noir accumulé dans les rameaux hémorrhoïdaux et les méandres veineux qui se rendent à la veine-porte, attaquent principalement ces personnes riches; elles sont, plus souvent que toute autre, foudroyées d'apoplexies, ou atteintes par une foule d'accidents qui accompagnent la pléthore, la polysarcie. Le défaut d'exercice, de respiration d'un air libre et pur dans des appartements clos, où pénètrent rarement les rayons du soleil, et où des lumières factices répandent de noires vapeurs, retardent, empêchent la parfaite hématose, alanguissent la circulation et les autres fonctions. Les maladies du poumon résultent souvent encore de l'affaiblissement de son action par les mêmes causes, et aggravent la disposition phthisique.

La plupart des médecins appelés dans les cours ont signalé comme des passions inhérentes à ce brillant séjour l'envie, le chagrin, ou la colère, le dépit, la tristesse, l'avidité, monstres moraux qui dévorent les courtisans; ceux-ci, en effet, souvent négligés ou supplantés par d'autres dans l'inconstance des faveurs qu'ils s'efforcent de fixer, sont toujours inquiets; il faut qu'ils se conforment aux goûts mobiles de leur maître, qu'ils les préviennent; de là, les soucis, les veilles, les mauvaises digestions, la pituite, le dégoût qui les usent promptement comme tous les solliciteurs. Tous ces maux sont renfermés au dedans, puisqu'il faut que le courtisan paye toujours d'une bonne mine ou des apparences, malgré ses peines et ses déboires.

On a vu qu'en effet la vie des princes et des grands est trop ardente pour persévérer longuement; la splendeur des trônes est une flamme qui consume; et, par exemple, avant Louis XIV, aucun des rois de France de la troisième dynastie, excepté Louis XI (roi cruel et tyran habile), n'atteignit l'âge de soixante-dix ans, à compter depuis Hugues Capet; de même, la vie moyenne de tous les papes, depuis saint Pierre jusqu'à Innocent XII, ce qui comprend près de trois cents chefs de l'Église, n'a pas dépassé soixante-dix ans pour chacun: phénomène commun parmi toutes les cours, même les plus saintes, et que ne présenterait aucune famille de particuliers dans une fortune plus obscure. Quelle est l'existence d'un maître qui ne peut pas même compter chaque jour sur l'innocuité de ses aliments, ni sur la sécurité de son sommeil [1]? Les brillantes apparences du dehors ne couvrent donc que la mort au dedans.

On peut dire, tout au contraire, que le pauvre est plus souvent attaqué à la circonférence de son corps, ou de peines externes, le riche par son intérieur, ou ses viscères intestinaux. Chez l'artisan laborieux, le système musculaire fréquemment excité, ou mis en jeu, est par là plus robuste, plus développé; chez le riche oisif, au contraire, les excitations s'accumulent sur l'appareil nerveux intérieur principalement, par les jouissances, par les études et l'éducation, ou par les affaires, les emplois, etc., jusque dans les jeux, les manières élégantes d'une société privilégiée; mais par là même, le siége des souffrances se porte sur les organes dont on abuse, et l'on est puni par où l'on a péché.

De même que les domestiques, les hommes de peine subissent des douleurs externes des mains, des pieds, des membres employés habituellement; au

[1] « La conversation étant tombée sur la confiance qu'on peut » accorder aux esclaves, Hammeda (chef dans une nation d'Afrique) » me dit que les siens ne savaient jamais dans quelle chambre il » se couchait, et qu'il avait toujours sous son chevet une épée et » une paire de pistolets, de crainte d'être assassiné par ses femmes. » Il m'apprit que presque tous les Arabes agissaient de même, parce » qu'il n'était pas rare que des maîtres fussent étranglés dans leur » lit par les femmes de leur sérail. » Denham et Clapperton, *Voyage dans l'Afrique centrale*, etc. Paris, 1826, tom. 3e, p. 155.

Ceci est non-seulement le propre de la polygamie, c'est encore le résultat de toute puissance excessive ou tyrannique. Non-seulement la vie d'un César, d'un Cromwel, d'un Napoléon, est environnée d'embûches, comme celle de tous les usurpateurs des trônes, mais il y a bien plus de rois et de princes assassinés ou empoisonnés, que d'autres hommes d'une condition commune. Il faut que les premiers se défient même de leurs propres enfants.

contraire, les chefs et les gouvernants chargés d'un commandement capital, devant déployer de la capacité d'esprit et leurs plus hautes facultés, sont aussi frappés de maladies internes du cerveau et de l'appareil sensitif.

Le paysan, d'ordinaire pauvre, jeté demi-nu sous les intempéries de l'atmosphère, se courbant sur le sol qu'il fertilise, montre une peau aride, noircie et crevassée comme l'écorce des arbres; ses membres rustiques présentent une chair coriace, des fibres racornies, peu sensibles aux froissements, aux blessures. Un pain noir, des nourritures pesantes, la graisse, le lard, les pâtes, se dissolvent dans leur fort estomac; la fatigue, les sueurs de cette âpre existence, l'usent et la ruinent à la longue. Le citadin, au contraire, dans l'intérieur des villes, à l'abri de l'air, ou passant d'une maison à l'autre pour ses relations multipliées, proprement vêtu, et changeant de linge, conserve une peau délicate et blanche, une chair tendre ou molle, des fibres déliées, impressionnables au moindre effleurement, ou déchirées par de faibles chocs. Des aliments de choix, faciles à digérer, procurent une réfection abondante. Sa carrière, rarement traversée par des privations ou des obstacles physiques, n'a guère à redouter que ses propres excès. Aussi, des recherches modernes sur la durée de la vie ont montré que les personnes élevées par leur fortune au-dessus des besoins vivaient plus long-temps que les misérables condamnés à la détresse. Toutefois, si l'on compare les rangs les plus sublimes, nageant dans les délices de l'opulence, avec la bourgeoisie retenue dans une médiocrité suffisante pour toutes les nécessités, alors les premiers rentrent dans des conditions nuisibles à la santé et à la vie, par les séductions presque inséparables d'une si haute fortune.

Alors s'opère insensiblement, dans la suite des générations, une conversion graduelle et ascendante. A mesure que les hauts rangs, fondus dans les prospérités, se corrompent inévitablement par l'abus des jouissances, par l'air empoisonné de l'adulation qu'ils respirent, par toutes les délicatesses dans lesquelles ils sont bercés, les castes inférieures, instruites à la dure école de la peine, nourries du pain fortifiant de l'adversité, grandissent, s'élèvent, percent. Elles portent désormais un regard moins respectueux sur ces têtes altières qui les dominaient; elles se considèrent, et, remplies du sentiment de leur énergie, elles luttent avec confiance et audace contre d'antiques renommées.

Il se prépare ainsi une ascension progressive des classes de la société vers le faîte, par cette ambition si naturelle aux hommes de monter tous les degrés de la fortune; ceux qui atteignirent les sommités dès les anciens âges ont aussi gravi jadis avec gloire, plus ou moins périlleusement, les sentiers escarpés qui conduisent aux trônes comme aux précipices. Notre nature aspire à la perfection, à la supériorité physique et morale; ce noble instinct qui la sépare de la brute est le mobile des actions généreuses, de tous les sacrifices héroïques; mais, dans ce grand concours, malheur aux faibles! tôt ou tard les forts usurperont les rangs de tout temps destinés en prix à la valeur, et au mérite qui constitue la véritable puissance.

Il y aurait donc de subites révolutions, par le soulèvement des classes inférieures contre les cimes les plus élevées, sans ces assises intermédiaires qui, par leur seule stabilité, les contrepèsent ou s'interposent comme une barrière contre les chocs de puissances essentiellement rivales et antipathiques, le peuple et les grands. On peut dire que, sans la lourde masse des imbécilles, constituant le fond des nations, le genre humain risquerait d'être bouleversé sans cesse par ses héros et ses génies. Toutefois, cette masse débonnaire et tranquille dans son étroite sphère, ne demande qu'à se livrer à ses occupations, dans un doux repos ; elle parcourt avec lenteur, avec aisance, les détours du fleuve de l'existence, en recueillant, dans ses relâches, les fleurs qui croissent sur les rivages. Également placée entre les extrémités des gradins sociaux, elle peut jouir d'une partie des délices des rangs les plus élevés, sans éprouver toutes les misères qu'un sort rigoureux verse sur l'humble lie de l'espèce humaine.

Mais, indépendamment de ces nuances du pouvoir ou de la richesse, qui établissent les principaux rangs de l'état social, considérons les effets particuliers aux castes principales, la *noblesse* et la *roture*, qui partagent souvent les nations en deux éléments distincts, ou plutôt antagonistes. La différence de position est à peu près celle entre les maîtres et leurs domestiques, chez les peuples où ces rangs conservent toute leur distance, au lieu que, parmi les états les plus civilisés de l'Europe moderne (la France, l'Angleterre, etc.), ce n'est plus guère que le degré d'opulence qui sépare essentiellement dans le monde, les individus ; les financiers ou capitalistes s'y placent à peu près sur la ligne des grands seigneurs.

Toutefois, si la fortune distribue les rôles de la vie, et fait, comme on l'a dit, les rois et les laquais, le patriciat ou la noblesse ne naît pas, ne se gouverne pas sous les mêmes lois que la plèbe ou la roture. Le régime du privilége, l'opinion qu'on a reçu un sang plus noble et plus pur, écarte à jamais, dans l'Inde, le naïre, le brahme, du sudra, et surtout du paria. Cette idée orgueilleuse, d'une origine illustre ou sacrée, tout absurde qu'elle soit en elle-même, garantit de certains vices abjects ; elle peut contenir dans la ligne des devoirs, sinon tous les individus qui se targuent de leurs titres, du moins beaucoup d'entre eux. Obligés de paraître dignes de cette supériorité, soit à la guerre, soit en d'autres emplois, la valeur, la générosité leur sont prescrites plus spécialement qu'aux autres hommes, car le dédain des professions lucratives les appelle au culte de l'honneur. Ces sentiments, s'ils étaient toujours incorruptibles, élevant le caractère ou fortifiant l'ame, conserveraient long-temps la vigueur de l'organisme. L'affectation même du courage, de la dignité morale, le besoin de soutenir cette estime de leur rang, impose, sinon la réalité, au moins les apparences les plus respectables à tout gentilhomme qui craint de se dégrader aux regards du public ; de même, parmi les peuples antiques de la Grèce et de Rome, les citoyens se montraient plus courageux, plus hardis, moins adonnés à l'ivresse, à la gourmandise ignoble, à d'autres vices bas, que les îlotes, les esclaves, souvent fripons et menteurs, par l'effet d'une condition misérable qui ne leur laisse pas d'autres jouissances.

Pendant le moyen âge, les nobles, bien supérieurs par le rang, les droits et la fortune, aux serfs et aux vassaux qu'ils opprimaient, se montraient sinon plus vaillants, du moins plus guerriers, et les seuls hommes d'armes de cette époque; ils étaient aussi beaucoup mieux nourris, mieux vêtus, habitués à endosser la cuirasse, à manier la lance et l'épée, à gouverner un palefroi comme à briller dans les tournois et les carrousels, devant leurs gentes châtelaines, en courtois paladins. Le roturier malheureux, à peine substanté d'un pain noir d'orge, mal garanti sous sa chaumière enfumée, et ses grossiers habits contre l'injure des saisons, réduit à implorer souvent la clémence de son seigneur féodal, reçu à merci et à miséricorde, sans défense dans le donjon des barons, végétait en tremblant à l'aspect de son très haut et très puissant suzerain. Les deux castes se distinguaient au premier abord; les anciens Francs, guerriers sortis du Nord, étaient de grands et gros hommes, pour la plupart blonds de chevelure, blancs de peau, avec une carnation vive, des yeux bleus, tandis que la population jadis sujette des Romains était composée d'hommes plus petits, plus bruns, rompus aux travaux champêtres ou aux arts mécaniques. C'est donc à l'époque dela chute de l'empire romain, que les Goths en Espagne, les Lombards en Italie, les Francs, dans les Gaules, les Saxons en Angleterre, les Huns, les Alains et d'autres con=

quérants du Nord et de l'Est en Europe, constituèrent ces nouveaux états, et y dominèrent depuis en qualité de chefs ou princes suzerains, en réduisant la plupart des prolétaires de ces contrées à la condition infime de roturiers ou *vilains*, attachés, comme les fellahs, les sudras, à la corvée et à la glèbe.

ARTICLE PREMIER.

De l'ancienne noblesse féodale et de la roture.

Possesseurs des fiefs, enrichis de la sueur des hommes liges, nourris à des tables somptueuses, usant habituellement de venaison, de vin, tandis que le serf ne s'en procurait qu'avec difficulté ou jamais, les nobles présentaient une constitution plus musclée, des traits plus hardis et plus fiers; ils se tenaient presque les égaux des rois, qu'ils regardaient seulement comme les premiers des gentilshommes, se croyaient appelés à régir l'état avec lui, dans les assemblées (*mallus*) de mars ou de mai, comme ils exerçaient le droit seigneurial de vie et de mort sur leurs feudataires. Les famines, les épidémies, nées, dans le peuple, de mauvaises nourritures, des grandes intempéries de l'atmosphère, de la misère et de la malpropreté, sous des habitations basses, humides, étroites, malsaines, ne les affectaient presque jamais. Servis à souhait, ils s'appropriaient ce qu'ils trouvaient à leur convenance parmi les gens de main-morte, comme peuvent encore le faire les naïres et les rajahs dans l'Inde, les nobles ou boyards en Russie, les ma=

gnats de Hongrie, les palatins de Pologne, etc., dans toute la race slave et jusque chez les Tartares.

Cette différence de tempéraments est surtout caractérisée sous le même climat et dans les mêmes circonstances, entre les Turcs et les Grecs, ou la classe conquérante et les *rayas*. Les premiers, toutes choses d'ailleurs égales, habitués au maniement des armes et à l'équitation, remplis d'une haute idée de leur valeur, sont naturellement robustes et épais, audacieux, féroces, fatalistes; ils mangent habituellement de la chair, et ont l'intelligence bornée.

Les rayas grecs, soit les fanariotes à Constantinople, ou autres habitants, soit de l'Asie mineure, soit de la Morée, étaient ou sont réduits à une condition de terreur, même dans les familles riches. Voyant toujours le cimeterre musulman levé sur leurs têtes, condamnés à un régime d'obéissance, vivant sous un culte qui prescrit de longs et fréquents carêmes, ou abstinences, admettant dans leur nourriture plutôt du poisson et des végétaux, ils montrent une constitution grêle, mince, plus déliée que celle des Ottomans; ils passent généralement pour plus souples, plus rusés, et aussi plus spirituels et babillards que leurs dominateurs. Cependant l'héroïque résistance qu'ils déploient contre leurs oppresseurs, prouve bien que les ames peuvent surmonter la faiblesse du corps.

Comme on voit sur tout le globe, les animaux, vaillants et carnassiers dominer ou tyranniser les paisibles herbivores dont ils font carnage, pareillement les chefs des nations, investis, par la va=

leur, du commandement militaire et du droit de vie et de mort sur les peuples, ont dû conserver dans l'origine une haute supériorité de force physique et d'énergie morale, pour assurer leur empire. Sans cela, des cœurs nouvellement domptés n'eussent pas long-temps supporté leur asservissement; or, nous avons vu combien la nourriture de chair était efficace pour exalter la vigueur de l'organisme; cet aliment est donc approprié à l'homme d'armes, aux guerriers, aux maîtres des nations, surtout dans les monarchies fondées par la conquête.

Au contraire, le serf, le vassal, ou tous les roturiers timides, étaient réduits surtout au régime végétal, lequel subsiste encore en partie chez nos campagnards; et jusque sous les froides régions de la Pologne, de la Russie, les paysans, les mougiks, vivent principalement de légumes, de pain et d'herbages. En général, l'Asie et l'Afrique asservies sont frugivores, nourries de riz, de mil; l'Europe affranchie consomme davantage de chair; le régime végétal est approprié aux peuples esclaves, la nourriture animale est une source de force, et par conséquent de domination comme de liberté.

Ainsi parmi les Hébreux, Moïse se plaint qu'ils devenaient, par de succulentes et grasses nourritures, récalcitrants ou rebelles (*duræ cervicis*); aussi les jeûnes rendent les caractères plus souples et mieux soumis aux lois divines et humaines, tandis que le vin, les aliments succulents, suscitent la témérité et les révoltes [1].

[1] Des expériences directes ont prouvé que les carnivores absorbaient dans la respiration, plus d'oxygène que les herbivores. Il en est de

Il est donc manifeste que la force corporelle, la santé n'est jamais pareille entre le noble et le vilain, soit dans les anciens temps, soit encore aujourd'hui parmi les nations non affranchies de la glèbe. Cette différence est surtout extrême entre le colon blanc et le Nègre des colonies, puisque l'esclave, condamné au travail et aux intempéries d'un climat brûlant et humide, succombe en peu d'années, et que sa population, dévorée sans cesse, a toujours besoin d'être recrutée. Malgré les rapports officiels sur l'accroissement de la population et les longs âges des habitants de la Russie, et d'autres contrées où règne la féodalité, il est douteux que leurs déserts se défrichent avec ardeur par des mains enchaînées au sol; en effet, le serf, privé de possession, n'a pas d'intérêt à se multiplier; végétant,

même chez les races humaines, et l'on a vanté l'extrême chaleur qui fait résister les peuples carnassiers du nord de l'Europe et de l'Asie, même peu vêtus, à des températures excessivement rigoureuses, intolérables pour les hommes frugivores des pays chauds.

De même, la plupart des races nobles de l'Europe et de l'Asie étant descendues des conquérants du nord, ont conservé le *sang ardent* de leurs ancêtres, plus ou moins, ainsi que leur genre d'alimentation carnivore. Il s'ensuit que chez eux la respiration, l'hématose et les autres fonctions animales étaient originairement plus vigoureuses que chez les méridionaux, timides frugivores.

De là l'on doit aussi conclure que les facultés vitales furent pour ainsi-dire plus allumées, et comme en déflagration chez ces conquérants si énergiques jadis, mais si usés, si consumés, si affaissés maintenant par une longue suite de délices et de prospérités. Au contraire, les conditions moyennes devenues plus riches par les bienfaits de l'industrie croissante, de l'aisance qu'amènent le travail et le commerce, se sont aujourd'hui élevées au niveau de leurs maîtres, ou même, les peuvent maintenant surpasser en tout genre de vigueur physique et d'activité morale.

mourant avec une égale insouciance, il ne fait que ce qu'il ne peut pas se dispenser d'exécuter pour ses maîtres. Seulement stimulé par le fouet, le knout, ou le bambou, l'homme n'étant plus mû que par la douleur, aspire à ses plaisirs, même les plus brutaux, s'ils assouvissent ses passions, telles que la lubricité, la gloutonnerie et la crapule, puisqu'il n'a nul avantage à espérer de ses labeurs, lesquels ne profitent jamais qu'à de superbes dominateurs.

Cette stupeur de la servitude est l'unique satisfaction que puisse se procurer l'esclave; elle l'aide à supporter sans doute le fardeau de son malheur. Il va jusqu'à s'accoutumer à cette indolence qui engourdit son cerveau : sorte d'opium qui le fait croupir en bête brute; passe-port salutaire à cette existence qui ne dépense guère l'élément nerveux. Toutefois, cette vie matérielle, n'étant excitée par rien, s'affaisse nécessairement, faute d'espoir d'un état meilleur, sous le poids de la nullité. On remarque, en effet, que les plus violents purgatifs réveillent à peine l'organisme et la sensibilité, soit chez le paysan moscovite ou mougik, soit chez le Nègre des colonies, abrutis dans l'impassibilité. Ils ne sont presque plus sujets aux maladies inflammatoires, mais tombent plus tôt dans la langueur, l'exténuation causées par des affections chroniques, par la torpidité de toutes leurs fonctions, malgré des climats si opposés. Les remèdes excitants, au lieu de les guérir, contribuent à user et épuiser encore plus leur organisme.

Ce n'est pas, toutefois, que la gent nobiliaire, ou les castes dominatrices vivent exemptes d'autres maux. Non seulement l'exercice du pouvoir corrompt l'homme, comme l'a dit Washington, en lui donnant trop de volontés capricieuses et criminelles, mais si les maladies des subordonnés naissent d'épuisement et d'inanition, celles des supérieurs, des maîtres, résultent d'excès et de pléthore, ou d'irritations funestes.

D'abord, l'état d'inégalité qui les soulève au faîte de la plupart des sociétés, leur imprime nécessairement, dès le berceau, un orgueil qui les gonfle d'amour-propre, et, parce qu'on leur cède en tout, ils se jugent les plus forts, les plus habiles. Croyant avoir le plus de titres au commandement, obéir leur paraît contraire à leur essence, puisque les troupeaux humains, à leurs yeux, étant nés pour les servir, eux seuls se regardent comme essentiellement francs et libres. Le travail de corps et même d'esprit est indigne d'eux; et, sauf le maniement des armes, l'on sait à quel point la noblesse dédaignait jadis tout autre exercice, jusqu'à se vanter de ne pas même savoir signer son nom. De là cette existence vouée à l'oisiveté, apanage de toute noblesse qui ne déroge pas, mais qui recherchant le faste, ou une magnificence digne de ses titres, tantôt se ruine dans sa splendeur, tantôt aspire à réparer ses prodigalités par des actes de rapacité, ou ne paye pas ses créanciers, ou mendie la fortune dans les cours, ou par d'utiles mésalliances, sait reconquérir l'opulence. Le noble fume ainsi, dit-on, ses terres avec les richesses de la canaille.

Mais jusque sous les régimes républicains, à mesure que le citoyen est plus libre, il devient plus responsable de ses actions ; il doit s'affecter davantage de tout, comme un père de famille soucieux de surveiller toutes ses affaires, tandis que le domestique ou l'esclave, ne répondant de rien, sommeille en repos ; il arrive que tous les hauts emplois ont aussi le privilége d'amasser les inquiétudes autour d'eux, tandis que les derniers rangs s'enfoncent dans leur tranquille nullité.

Par ce genre de vie, tout en exaltation nerveuse, le noble qui soutient son rang, d'après les susceptibilités convenues, doit supporter une grande dépense de table, briller par les équipages, la chasse, la guerre, etc., se mettre en évidence dans les périlleuses entreprises politiques ou guerrières. Qu'on ne soit pas surpris si des fièvres ardentes et ataxiques, si diverses affections bilieuses, aiguës, inflammatoires, atteignent davantage un sang nobiliaire que le roturier; soit que mangeant, buvant trop pour leur oisiveté habituelle, les nobles se croient obligés de marquer avec plus d'efforts et de contraintes sociales dans le monde ; soit que l'air brillant d'autorité, de générosité, les engage à manifester plus d'audace, de fierté, de domination, pour soutenir leurs prétentions avec morgue et hauteur, allume souvent leur colère ; ils éprouvent davantage des hypertrophies anévrysmales du cœur et des gros vaisseaux, des congestions, des hémorrhagies, soit aux poumons, soit au cerveau. Les déplétions sanguines leur sont favorables, ainsi que les évacuations bilieuses par le haut, car leurs maladies tiennent de celles de la jeunesse, qui vit aussi sous l'empire de l'ambition et du désir de primer. La circula=

ation du centre encéphalique est chez eux ardente et prompte.

Créée sous le régime de l'exception et des privilèges, la noblesse immole d'ordinaire aux institutions politiques les plus doux sentiments de la nature : ainsi, l'inégalité qu'elle établit entre ses enfants, par les préférences attribuées à la primogéniture masculine, la distance qu'elle garde entre les individus dans ses alliances de parenté et l'union des sexes; le dévouement à ses chefs et à sa caste avant tout; le dédain des travaux manuels, tout tend à dénaturer ces aînés du genre humain. Ces rangs se font donc aussi des vertus de convention, et s'ils s'exaltent, ce ne peut être qu'au détriment des autres classes de la société; mais la vie en reste d'autant moins naturelle par les sacrifices que l'orgueil leur impose: êtres factices, qui se trouvent d'autant moins hommes, qu'ils se croient plus nobles [1]. Ce n'est pas se perfectionner que de rompre les liens de la simple humanité; et s'il est vrai qu'il y ait de l'impiété à dégrader l'ouvrage du Créateur, tout ce qui enivre ou corrompt l'homme en affectant de l'élever, par l'orgueil du pouvoir, au-dessus de l'état naturel, au mépris de ses semblables, est une offense sacrilége envers l'auteur de toutes les existences.

Ainsi se confirme encore dans ces situations sociales, l'axiome que tous les extrêmes ruinent, et que tous les milieux régénèrent, puisque ni la

[1] *Populi imperium juxtà libertatem, paucorum dominatio regiæ libidini proprior est.* TACIT., *Annal.*, lib. VI.

haute noblesse, ni la servitude, ni les grandes fortunes, ni la pauvreté, ne sont propres à maintenir la santé, le bonheur, et une longue vie.

ARTICLE II.

Modifications de la vie et de la santé dans les diverses espèces d'aristocratie, ou les pouvoirs dominateurs de toute société.

Après avoir étudié sous leurs rapports d'opposition ces différents étages de la société, il s'agit de pénétrer dans les entrailles mêmes des conditions supérieures, ou des instruments de tout gouvernement, afin d'évaluer leurs chances de santé et d'heureuse vie [1].

D'abord l'habitude de la domination, ou d'être servi, dispensant l'organisme de plusieurs genres d'exercices, le rend moins apte à ces différentes actions; car un satrape d'Orient, dispensé de tout travail, comme les princes et les grands, prévenus dans leurs moindres souhaits, ne se donnent aucune peine pour rien : ils deviennent donc amollis plus que toute autre personne. De même que le dé=

[1] Tout homme taillé et construit pour servir dans une association comme une pierre dans un édifice, devient *spécial*, et par suite d'habitudes, d'éducation particulière de son organisme, il s'approprie très bien sans doute à son emploi; mais par là même, il fait pencher sa constitution en un sens particulier; il en accepte les inconvénients et les maladies, comme les avantages. Ses forces de vie dérivées davantage dans certaines fonctions que dans d'autres, l'empêchent d'obtenir un équilibre parfait ou normal; il n'est plus, à tous égards, un être complet.

faut de marcher affaiblit les jambes, le défaut de penser (surtout si la flatterie remplit l'esprit de l'opinion de sa supériorité) paralyse les fonctions du cerveau. Ainsi les facultés morales et intellectuelles s'engourdissant comme celles du corps; les classes dominatrices de la société perdent, surtout dans une longue série de générations, presque toute leur énergie naturelle.

Il existe, indépendamment de la *noblesse* et du *clergé*, premières classes chez la plupart des peuples, d'autres carrières comme celles des *armes*, de la *finance* et du *savoir*, qui élèvent les individus jusqu'aux sommités sociales, car toutes les supériorités s'attirent ou s'appuient mutuellement.

La noblesse étant une aristocratie du sang, devenue héréditaire dans les familles, y perpétue ses mœurs, ses habitudes du même genre de vie. Les institutions du *sacerdoce* et de l'*état militaire* exigent un engagement perpétuel pour le premier, limité chez le second, mais toutes deux sont astreintes à des disciplines et des observances plus ou moins rigides. Les aristocraties de *la richesse* et *des lumières* restant libres ou volontaires, ne s'obtiennent qu'à l'aide de travaux individuels, avec la persévérance et le savoir-faire.

I. Partout l'opulence ou la haute fortune atteint aisément aux grandeurs; cependant toutes les monarchies accordent la préférence à la noblesse héréditaire, par sympathie d'origine et de nature; les républiques, produit de l'effort des industries particulières, attribuent plus d'estime aux richesses conquises dans le commerce, les manufactures, ou par l'agriculture, les arts et les talents lucratifs. Invoquant la valeur et la vertu de ses aïeux, la noblesse réclame les priviléges, les dignités, les rangs et les honneurs; elle fait gloire, dans l'ostentation fastueuse des cours, de prodiguer sa fortune avec magnificence; elle la répare, soit en mendiant bassement, par de souples assiduités dans les cours, les bienfaits d'un souverain, soit à l'aide de fiefs envahis dans les combats ou par la violence des armes. Presque toutes les monarchies fondées sur les conquêtes ont établi cette féodalité, en distribuant aux compagnons de leurs victoires des terres apanagères, avec des paysans, vassaux chargés de prestations et de redevances. On en observe des exemples nombreux en Asie, et même en Afrique, comme en Europe. Au contraire, les richesses se voient surtout honorées en Angleterre, en Hollande, à Genève, ainsi que parmi les anciennes républiques de Venise, de Florence, de Gênes, etc., pays maritimes ou commerçants plutôt que territoriaux ou agricoles, et dont les fortunes deviennent mobiles comme leurs causes. Aussi les peuples manufacturiers, industriels, navigateurs et négociants sont amis de la liberté qui les protège par des institutions démocratiques. Leur activité peut dégénérer en turbulence, leur économie en sordide avarice, leur ardeur de s'enrichir en vénalité et corruption, ou même en rapines. L'instabilité de leurs richesses multiplie chez eux les folies et les démences.

La noblesse des monarchies se transforme aisément en orgueil, en arrogance, en tyrannie pour ses inférieurs, mêlée de servilité, de bassesse même devant un maître, et d'oisiveté ou de paresse parmi les voluptés de la vie civile. Elle tombe alors dans la stupeur de l'indolence et l'inertie des fonctions vitales, par l'effet de cette sécurité engourdissante qu'inspire une haute fortune territoriale.

Autant l'opulence acquise n'aspire plus qu'à s'ennoblir et secouer les taches ou les ignobles saletés de son origine, autant une noblesse obérée par son faste vaniteux et imprévoyant, se courbe, non sans honte, pour recueillir, en vendant ses titres, ou en mésalliant son nom, l'or de la roture.

Nous avons vu l'économie républicaine, avec l'activité du corps, offrant plus de secours à la santé et au bonheur que l'ostentation de toutes nos forces avec les dignités oisives des monarchies qui épuisent l'organisme dans le luxe et la mollesse.

II. *L'aristocratie du savoir*, moins populaire que celle des richesses, moins éclatante que celle des noms et des titres héréditaires, sortie du silence du cabinet, d'une vie latente ou sédentaire, à l'aide d'une forte gymnastique du cerveau et de nos facultés morales, ne peut s'élever que par des nominations, des concours et par l'art de la parole; son principal mérite brille dans l'étude des lois, la magistrature et les tribunaux, ou dans l'enseignement public, les universités, les écoles, le droit, la médecine, les sciences et les lettres. Ce genre d'existence, exilé par sa nature des grands mouvements de la société et de la politique, subsiste par là plus uniforme ou plus tranquille; son influence ou son empire paraissent tout pacifiques, bornés et même timides. Le savant, chez les nations barbares, végète souvent dans l'indigence et l'obscurité, à moins qu'il ne sacrifie à l'idole du charlatanisme, mais généralement il vit plus modéré, plus simple, plus vertueux que les autres hommes. Ainsi l'avocat protège l'innocent opprimé, devant la majesté de la justice, le médecin soutient l'infirme, soulage les maladies ou console des souffrances; le professeur distribuant à l'enfant les lumières des sciences, ou dissipant les ténèbres des ames ignorantes, il exhausse les regards du vicieux vers les astres d'une morale céleste. La Chine, l'Indostan, et jadis l'Orient, l'Égypte, la Grèce, l'Italie ont présenté des empires resplendissants du culte des sciences ou des lettres, comme aujourd'hui elles sont professées avec ardeur en Europe et dans l'Amérique septentrionale. Souvent le lettré, le savant, deviennent victimes, soit des persécutions du superstitieux, à cause de l'exercice de leur raison, soit de l'envie des contemporains, par l'éclat du talent ou de l'esprit; ils sont supplantés enfin par l'intrigue et la médiocrité, toujours dominantes en nombre dans le monde.

Par cet exercice perpétuel et souvent forcé du centre cérébral, qui intéresse toutes les fonctions de l'instrument de la pensée, et affaiblit proportionnellement celles du système viscéral, les classes les plus éclairées et les plus studieuses se voient affectées surtout d'hypochondrie, de congestions encéphaliques, et d'une nombreuse série de maux de nerfs. La plupart des maladies qui les atteignent se compliquent même d'ordinaire de spasmes nerveux; leurs fièvres sont moins inflammatoires, mais plus chroniques, plus tenaces, et n'ont jamais des crises aussi complètes ni aussi franches que chez les hommes illettrés.

On pourrait établir que l'individu n'a besoin d'un maître qu'autant que l'ignorance en fait un animal sans raison, puis qu'aussitôt qu'il devient homme, être moral et raisonnable, ce besoin disparaît. Cependant, comme il avient que la force ou la guerre ont tout réglé parmi les nations, celles-ci sont soumises à deux principaux pouvoirs dominateurs ou, aristocraties, ancres de salut du vaisseau de leur gouvernement.

Ces pouvoirs sont constitués par deux castes ou ordres d'hommes se disputant souvent la suprématie, mais plus ordinairement ils associent ou combinent leur influence; ce sont les *guerriers* et les *prêtres*, ou la force des armes et l'autorité religieuse, l'autel et le trône. Néanmoins la fortune militaire précéda l'empire sacerdotal parmi les peuples, bien que la hiérarchie spirituelle, se rattachant à la Divinité elle-même, s'attribue la plus haute supériorité, jusque sur le pouvoir temporel des rois et des princes.

Il en résulte donc deux sortes de vie très opposées, l'*ecclésiastique* et la *militaire*, agissant l'une avec la vigueur du courage, l'autre avec l'ascendant de l'esprit; la première déployant le cœur et les bras, la seconde le cerveau et l'opinion morale ou sacrée.

III. Le soldat s'élance au faîte du pouvoir à l'aide de la vaillance, de la vigueur des muscles, de l'énergie du système artériel, d'un tempérament robuste, bilieux ou sanguin, irascible, impétueux, fataliste. Sa bravoure est la source de sa générosité, de sa prodigalité ; il donne tout, parce qu'il sait tout usurper ou conquérir. Ne redoutant rien, il se montre ouvertement franc et cordial ; vivant surtout à l'extérieur et avec expansion, sa fierté aspire à briller, avec l'éclat de la gloire, dans les splendeurs du triomphe, comme dans les plaisirs des festins et de l'amour. Incertain de la durée de ses jours, il réfléchit rarement à l'avenir, en s'appuyant sur son épée et sur la terreur qu'il inspire. L'audace, la férocité trempent son ame au milieu du carnage de ses semblables et du feu des batailles ; Ajax défie même Jupiter, Achille sanglant dédaigne tout chef et tout égal ; les seuls droits qu'il reconnaît sont ceux de la violence et de l'inexorable destinée.

IV. Le prêtre suit une voie tout opposée pour atteindre le pouvoir ; c'est par l'abnégation des sensualités, et par des mœurs austères, ou la gravité d'un extérieur humble, par la prière et le commerce avec la Divinité, par des abstinences et la retraite, par sa soumission aux décrets éternels, par la supériorité de la pensée et de la méditation, qu'il sait obtenir la domination. Il appelle surtout à son secours les terreurs de l'avenir et d'une autre vie, au lit des mourants ; par des pratiques mystérieuses de dévotion, il terrasse les imaginations d'effroyables menaces, et prosterne à ses pieds les monarques de la terre ; alors il brise les sceptres, foule les diadèmes d'autant mieux qu'il paraît en dédaigner la magnificence. Son autorité se perpétue au nom de l'humanité même, de la douceur, de la modération, de la prudence, qui, la sanctifiant aux yeux des peuples, la rendent céleste et vénérable. Aussi, les fonctions religieuses consistant dans l'exercice des facultés mentales, avec le repos du corps, accroissent l'activité de l'instrument de l'ame, disposent aux stases du sang veineux abdominal, rendent les tempéraments mélancoliques, ou plus sensibles que forts, concentrés, disposés à la dissimulation des passions et des appétits voluptueux.

Ainsi, la théocratie, par des cultes sacrés, par les rites de la piété [1], les observances des jeû=

[1] Voici l'origine qu'on attribue à la puissance sacerdotale dans toutes les religions.

L'homme, dans son état d'innocence barbare, est extrêmement ignorant, faible d'esprit, faute d'instruction, et par là timide, mélancolique. Cette ignorance l'expose à des frayeurs dont il ne saurait se rendre raison ; il redoute une multitude de maux chimériques, car, dans l'obscurité de sa destinée, l'ame se croit aisément menacée par des êtres malfaisants. Les objets réels manquent-ils à ses terreurs ? bientôt active à son préjudice et pour son propre dommage, elle s'en forge d'imaginaires. Tous les peuples sauvages et stupides se créent des êtres fantastiques dans le pouvoir et la malignité desquels ils ne mettent aucune borne ; démons invisibles et inconnus, frappant des coups inopinés, et contre lesquels nul asile ne saurait protéger.

Habiles observateurs de ces faiblesses, des hommes surent spéculer sur ces terreurs ; la fourberie exigea des tributs de l'aveugle crédulité en faisant fléchir la sottise superstitieuse devant ces esprits invisibles, en s'établissant ministres des sacrifices, des expiations, des mortifications, en imposant le joug de leur domination par de mystérieuses cérémonies et des observances assujettissantes, ou de redoutables pratiques de dévotion, surtout pour le trépas et les funérailles.

On ne peut nier, toutefois, que les lois morales ne s'affermissent pareillement sous l'empire sacré des religions, et que ces terreurs de la mort ne soient salutaires à la vie, en opposant leur frein aux vices et aux crimes, dans l'état social, bienfaits capable d'absoudre alors l'impure origine de tous les faux cultes.

nes, la subjection de la raison devant les dogmes mystérieux et les miracles, et par la prédication des secrets du trépas et de l'éternité, opère une conversion dans les esprits, un effroi qui comprime, qui écrase les têtes les plus rebelles; elle les terrifie par la fulmination des anathèmes contre l'impiété et les hérésies, en les châtiant même de la menace des supplices infernaux.

Il en résulte donc une vie refoulée à l'intérieur, une disposition à l'hypocrisie et à la fausseté, une concentration de haines secrètes et de vengeances, d'autant plus implacables que l'orgueil hérite de tous les sacrifices faits par l'humilité et par la privation des sensualités. De là ces mœurs tristes et sévères, cette aigreur atrabilaire qui couve dans le cœur des bigots, et cette oppression des ames superstitieuses qui se dédommage par la persécution contre les impies, les incrédules, ou contre d'autres sectes religieuses. Pareillement, l'avarice, l'envie, la pusillanimité naissant de la même compression vitale, creusent les entrailles chez les caractères affectés de la mélancolie dévote parmi les ministres des autels.

Au contraire, le guerrier, par la dilatation ou l'essor violent de ses passions et de son activité, s'expose aux ruptures anévrysmales du cœur et des gros vaisseaux, à des maladies ardentes, inflammatoires, typhoïdes, qui tranchent ses jours; il abuse du vin, des femmes, de toutes les débauches et les voluptés, sans frein, dans ces débordements de la guerre qui permettent de saccager, de dévaster les pays ennemis où l'on entre en conquérant; on subit de même dans la défaite, la rage d'un vainqueur irrité : à la joie et à l'abondance succèdent souvent la terreur et la détresse, et aux pompes du triomphe, les supplications de la captivité.

La vie du soldat est ou despotisme ou république avec chance perpétuelle de succès et de revers; la vie du prêtre est discipline studieuse et réfléchie pour conserver sa sainteté avec prudence. Tous deux ont besoin de fuir les liens du mariage pour exercer librement les fonctions de leur état; le pontife, qui n'emploie pas sa force corporelle, est soumis à des jeûnes ou des abstinences, affaiblissant le système intestinal, pour accroître la prédominance de l'appareil cérébral; tandis que le soldat, qui a besoin de toute sa vigueur corporelle et de peu réfléchir sur son sort, doit se repaître largement et user de boissons spiritueuses qui exaltent sa vaillance. L'homme des pays froids, robuste, actif, grand mangeur, est rempli des qualités militaires; le maigre et sobre habitant des climats chauds, oisif, méditateur, superstitieux, a plus de dispositions au sacerdoce. Toutes les religions sont originaires des contrées brûlantes du globe; tous les grands conquérants et les irruptions de hordes armées sortent des régions glaciales ou montagneuses.

Qu'on se représente, en effet, cette terre ardente de l'Égypte, berceau de toutes les superstitions, avec ses déserts mélancoliques, ses pyramides, ses tombeaux, hypogées et sarcophages, vallée de peste ou de putréfaction. Là régnaient jadis la gravité, le silence, le mystère dans ses hiéroglyphes et ses cérémonies symboliques, parmi les momies et les catacombes. Tout inspirait des idées de mort, au milieu même des festins où l'on apportait les cadavres de ses ancêtres ; tout annonçait la sévère destinée, élevant des monuments d'une grandeur colossale, sous un ciel triste et morne dans son immobilité. Là dominaient le mystérieux Hermès et l'inexorable Typhon. Les institutions comme pétrifiées dans l'immutabilité depuis quarante siècles, les peuples enchaînés à une imitation éternelle dans leurs castes et leurs arts, semblaient être condamnés, sous le régime sacerdotal de leurs schoëns ou prêtres, à cet état d'engourdissement hibernal de certains animaux, ou plutôt ils étaient devenus des momies politiques pendant leur vie. Sans élan, sans audace, comment leurs plus grands hommes même n'eussent-ils pas manqué de cette élévation de génie, et leurs héros, de cette haute valeur, rapetissés qu'ils étaient sous les rites et les pompes ridicules de leurs dieux-animaux ?

Au contraire, transportons-nous au milieu des steppes arides et salées de la haute Tartarie, que parcourt le Mongol nomade sur son coursier, parmi ces âpres rochers du Caucase, où cent peuples armés de fer, couverts de cottes de mailles, se disputent sans cesse les rapines et les conquêtes. Un ciel inconstant et rigoureux porte à tous les exercices du corps, et la froidure, qui éteint la sensibilité physique, fait sourire des blessures ou dédaigner le sang humain. Là, nulle loi positive, nulle propriété fixe n'asservit l'individu ; il s'élance libre au milieu des tempêtes d'une vie précaire, et change d'idées religieuses comme de climats. Respirant l'indépendance loin des cités, sans culture, sans arts, sans souci de l'existence, le khan tatar ne connaît que l'autorité de son épée. Son chariot, sa tente, sa famille et le lait de ses cavales composent toute sa fortune, mais il est soldat, et du haut de son plateau, comme du faîte du globe, son regard d'aigle ravisseur plonge sur les fertiles plaines de l'Asie, qu'il a plus d'une fois conquises et envahies. Comment n'aurait-il pas dompté ces nations énervées dans l'Inde, parmi leurs bains artificiels, ou ces Chinois faisant leurs délices de flots d'eau chaude, toutes causes qui, avec la chaleur et la mollesse voluptueuse du climat, enlèvent également et le génie guerrier et la valeur intellectuelle? Mais si le guerrier du Nord courbe sous la terreur de son cimeterre la tête de l'habitant des tropiques, ceux-ci dominent ensuite leurs vainqueurs par la ruse et l'autorité des cultes sacrés.

Ainsi, les empires furent créés ou par le glaive, ou par la religion, double puissance plus ou moins impérieuse en chaque gouvernement pour assujettir ou pacifier les nations, les façonner aux lois et à l'obéissance [1]. Les peuples belliqueux du nord de l'Europe et de l'Asie, ont fondé des monarchies

[1] *Honor sacerdotii, firmamentum potentiæ assumebatur.* TACIT., *Hist.*, l. V. On observe parmi tous les gouvernements, que les ecclésiastiques, dans toutes les religions, sont constamment du parti de la royauté et du despotisme, lequel les soutient pareillement. On peut remarquer, dit Hume, *Essais moraux et politiques*, l. XI, « que dans tous les âges du monde, les prêtres ont été les ennemis de la liberté..... De tout temps la liberté de penser a été fatale au pouvoir du clergé, etc. »

guerrières avec la noblesse et les institutions féodales. Les timides habitants des tropiques ont établi des constitutions théocratiques, soutenues par les terreurs religieuses et les rites cérémonieux qui enlacent toutes les actions sociales. Ainsi, les Indous et la caste des Brames, les Tibétains, les Siamois et autres peuples sont soumis à la religion de Bouddha, à ses ministres; les Chinois et les Japonais esclaves d'une multitude de préceptes moraux et de coutumes réglées; les anciens Péruviens et Mexicains voués par leurs législateurs au culte du soleil, comme les antiques Sabéens, les Babyloniens et les Perses, etc., tous étaient ou sont assujettis à des gouvernements sacerdotaux. Au contraire, les nations scythes et tartares, les Huns, les Goths, les Turcs, les anciens Sarmates, les Germains et Gaulois, les antiques Grecs et Romains étaient ou sont des peuples soldats, régis par des gouvernements militaires.

Or, l'on remarque que la liberté, l'indépendance républicaine même, peuvent fleurir dans ces derniers états, tandis qu'elles sont à jamais exilées des institutions sacerdotales. A la vérité, les hiérarchies ecclésiastiques sont elles-mêmes des républiques électives, mais exclusives du profane vulgaire, au lieu que les institutions guerrières, bien que créant une caste nobiliaire, n'excluent pas toujours les autres castes.

D'ailleurs, les hiérarchies asiatiques sont constituées d'une milice monacale, comme celle des Lamas, au Tibet, au Tangut, chez la plupart des nations mongoles, comme les Mandchoux, les

Eleuths, les Kalkas, qui suivent tous la doctrine de Bouddha ou de Fo, de Chekia, comme les Talapoins à Siam, au Pégu, au Tonkin, ou les bonzes dans le Japon, la Corée, et même la Chine. Pendant notre moyen âge, en Europe, la souveraineté papale avec ce nombre infini de monastères qui s'y multipliaient, aurait bientôt domptés les sceptres et réduit nos contrées à ce même état que les gouvernements théocratiques ont formé dans toute l'Asie. Cette union du pouvoir religieux avec le politique cimente tellement le despotisme, qu'aucune des nations asiatiques n'a pu s'en affranchir. L'ancienne Grèce seule, qui distingua la première le sacerdoce du gouvernement, atteignit la liberté et les lumières d'une haute civilisation.

Après avoir considéré ces deux genres de domination dans les différents peuples, il s'agit de constater lequel de ces modes de vitalité est approprié à la santé, à la longévité, comme au bien-être.

Il est manifeste que les habitudes martiales développant l'énergie des fonctions vitales, sont les plus salutaires, et il est prouvé, par une multitude de faits, que les militaires échappés aux hasards des combats, subsistent très longuement sains, allègres, gais, insouciants et heureux. Il en est ainsi de la supériorité de force et de durée des habitants des contrées froides sur ceux des régions équatoriales.

Toutefois la carrière belliqueuse, outre ses dangers et ses chances, périt souvent aussi de ses propres témérités au milieu des débauches et des excès. Sa violence la détruit ; au contraire, on peut dire que la circonspection timide qui veille sur toute la conduite de l'homme religieux, ses abstinences dans le régime diététique, les continences qui lui sont imposées dans les voluptés, l'éloignement de tous les périls, une existence douce et tranquille au milieu des respects des peuples, semble rendre les jours plus stationnaires, puisqu'on voit de longs âges s'écouler sur la tête de ces brahmes si tempérants, de ces anachorètes silencieux, de tous ces hommes sacrés que soutient la confiance dans la Divinité et le dédain des pompes de la terre.

Chacune de ces conditions offre donc ses avantages et ses inconvénients. La vie presbytérale offre un état intérieur de contrainte, et parfois de dissimulation de ses affections comme de ses pensées. Elle devient plus pénible sous des climats froids, comme la vie martiale est infiniment plus laborieuse sous les cieux ardents des tropiques : aussi la valeur guerrière comme la vigueur musculaire du Tartare, s'éteint dans les campagnes fortunées et prospères de l'Inde ; de même les opinions religieuses et les pratiques saintes viennent expirer sur les bord glacés du septentrion, comme les fleurs sacrées du *lotus* et l'ombrage du figuier des pagodes refusent d'y croître.

De ces faits, il faut conclure que la vie complète de chaque nation groupée sur ce globe [1], se compose (ainsi que la vie d'une ruche d'abeilles, ou d'une grande fourmilière) de ces diverses vitalités individuelles dont la réunion établit le corps

[1] Il n'y a pas de vie propre dans les états constitués par la force ou la conquête ; leurs membres incohérents manquent d'un caractère

social compact. Ces conditions et ces rangs forment autant de membres, fragments ou parties d'un tout qui doivent correspondre en harmonie parfaite les uns avec les autres pour le concert de la société générale. De même que les reines, les bourdons, les mulets ou les ouvrières d'une ruche remplissent chacun leurs fonctions, leurs attributs d'existence, leur genre de vie plus ou moins prolongé, pour l'avantage de la république, pareillement, dans les nations humaines, chaque condition possède son type de santé modifié par des habitudes, des mœurs ou des manières émanées du pacte universel de la société.

Car les peuples s'agglomèrent sous telle ou telle forme, les empires se cristallisent, si l'on peut le dire, d'après certaines lois dépendantes soit du climat et du territoire, soit de plusieurs circon=

national ou patriotique..... Voilà pourquoi les grands empires se dissocient à la mort des conquérants.

De plus, la violence et la fureur détruisent elles-mêmes leurs œuvres, comme l'égarement et la folie; il n'y a que la raison et la justice qui maintiennent avec permanence les associations politiques.

Aussi les mêmes causes, à la décadence de l'empire romain, devinrent funestes à la race humaine. Non-seulement les populations furent moissonnées par des pestes et des typhus, mais encore les nations asservies ont vu diminuer la force du corps, l'énergie vitale, la souplesse des organisations. Rome et l'Italie, après avoir transformé en déserts les contrées les plus florissantes de l'Égypte, l'Asie, l'Afrique, la Grèce, la Sicile, les Gaules, etc., se mutilèrent elles-mêmes par leurs lois d'oppression et de proscription, leurs guerres civiles désastreuses, et plus encore par leurs mœurs oisives et dépravées, leurs cruautés contre les esclaves, la corruption de leurs divorces et l'aveugle fureur dont la tyrannie frappait les plus vertueux citoyens. Voyez *Idées sur la philosophie de l'humanité*, par Herder, t. 3.

stances des religions ou de la force des armes, avec le concours des castes dominatrices et des divers éléments de la société. De là vient que plus une nation est bien équilibrée, soit dans la pondération de ses rangs, soit par rapport à la grande famille du genre humain, et suivant ses institutions, plus les individus vivent heureux, dans la sécurité et l'harmonie ; ainsi s'entretiennent une salubre existence, ou un développement normal de nos organes corporels et de nos facultés morales.

En effet, il existe une telle connexion dans les associations humaines, parmi leurs événements, ou une chaîne de causes et d'effets tellement réciproques entre les membres de chaque état, que les enfants pâtissent des pertes de biens et d'honneur pour les fautes de leurs pères, comme ils héritent de leurs rangs et de leurs acquisitions. Ne voit-on pas trop souvent une nation entière victime des fureurs d'un maître conquérant, ou les inférieurs écrasés sous l'aveugle despotisme de leurs chefs, et la postérité recueillir avec amertume les tristes fruits de l'incurie ou des erreurs de leurs ancêtres ? Au contraire, la prospérité de l'état forme une atmosphère de bien-être dans laquelle chaque citoyen en particulier respire sa portion de bonheur.

Ces observations prouvent que nous n'existons pas uniquement d'une vie personnelle, mais qu'elle dépend du génie du peuple et du siècle, comme du climat sous lequel nous écoulons nos jours. Les situations sociales nous repétrissent d'après nos constitutions politiques et civiles. Combien notre félicité est pervertie, combien nos années devien=

nent sombres et orageuses, toutes les fois que nous enfreignons par de vicieuses institutions, les lois simples que nous avait imposé la nature comme à tous les autres êtres ! Avant d'être prêtre, ou noble, ou soldat, la nature nous avait créés *hommes;* notre premier devoir est celui de l'*humanité*.

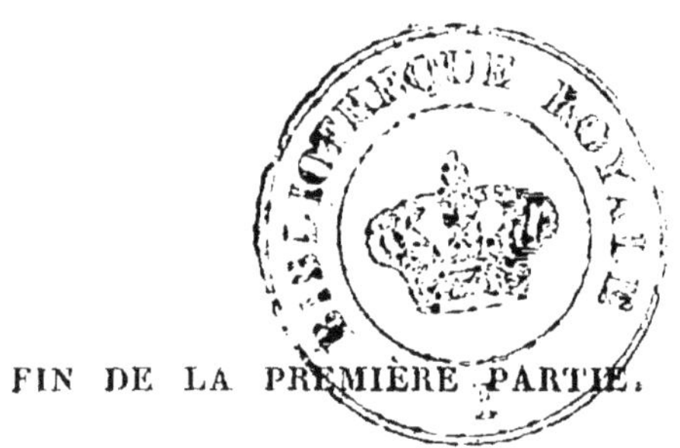

FIN DE LA PREMIÈRE PARTIE.

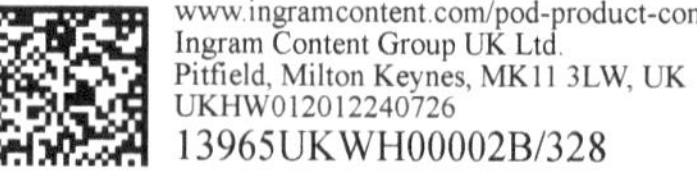

www.ingramcontent.com/pod-product-compliance
Ingram Content Group UK Ltd.
Pitfield, Milton Keynes, MK11 3LW, UK
UKHW012012240726
13965UKWH00002B/328

9 782012 477919